前列腺癌全程管理
标准数据集
（2022 版）

主　　编　高　旭

名誉主编　张　旭　郑军华

主　　审　王兴鹏　钱碧云

上海科学技术出版社

图书在版编目（CIP）数据

前列腺癌全程管理标准数据集 / 高旭主编. -- 上海：
上海科学技术出版社，2023.1（2025.3重印）
（上海申康专业标准数据集丛书）
ISBN 978-7-5478-5807-3

Ⅰ．①前… Ⅱ．①高… Ⅲ．①前列腺疾病－癌－标准
－数据集－中国 Ⅳ．①R737.25-65

中国版本图书馆CIP数据核字(2022)第150861号

前列腺癌全程管理标准数据集（2022 版）

主　　编　高旭
名誉主编　张旭　郑军华
主　　审　王兴鹏　钱碧云

上海世纪出版（集团）有限公司
上海科学技术出版社　　出版、发行
（上海市闵行区号景路 159 弄 A 座 9F - 10F）
邮政编码 201101　　www.sstp.cn
上海新华印刷有限公司印刷
开本 787×1092　1/16　印张 9.75
字数：160 千字
2023 年 1 月第 1 版　2025 年 3 月第 3 次印刷
ISBN 978 - 7 - 5478 - 5807 - 3/R·2569
定价：68.00 元

本书如有缺页、错装或坏损等严重质量问题，请向工厂联系调换

本书出版获上海申康医院发展中心"临床研究关键支撑项目"和"临床科技创新项目"资助，项目名称分别为：《前列腺癌专病数据库建设及临床推广》(项目编号：SHDC2020CR6007)及《基于多中心专病数据的前列腺癌精准诊疗管理体系的建立》(项目编号：SHDC2021215)。

内 容 提 要

    标准数据集是构建专病数据库的基础,也是不同医学数据库及不同医疗中心之间进行数据交互共享的关键与枢纽。本书在上海申康医院发展中心"促进市级医院临床技能与临床创新三年行动计划"的指导下,依托"临床研究关键支撑项目第SHDC2020CR6007号"和"临床科技创新项目第SHDC2021215号",以海军军医大学第一附属医院(上海长海医院)前列腺癌专病队列数据库为基础,邀请相关专家共同编撰。

    本数据集包括41个模块(数据表),共计798个数据元(字段),其编制严格依据国内外最新诊疗指南、国家规范标准及医疗数据相关法律法规。数据元内容覆盖前列腺癌诊断、治疗、评估中最常见的临床场景,并且纳入了前列腺癌全程管理中多个指南推荐的评估量表工具。在本书的最后,结合前列腺癌全程管理的临床实践,对代表性的数据生产环境样例进行详细描述及要点总结,可为读者更好地理解和使用本数据集提供帮助和启发。

    本书适合参与前列腺癌全程管理的所有人员阅读,包括泌尿外科医护人员、医院信息科技人员、前列腺癌患者及家庭成员等。

《前列腺癌全程管理标准数据集》使用授权

欢迎各界人士参考、引用、批评，完整或部分使用本数据集及其后更新版本须经海军军医大学第一附属医院及上海申康医院发展中心同意及授权。

编　委　会

编　委（按姓名汉语拼音排序）

曹广文　海军军医大学海军医学系　　　　　　　　　李　晶　海军军医大学转化医学研究中心

曹宏伟　海军军医大学第一附属医院（上海长海医院）　刘　冰　海军军医大学第三附属医院

程姜铤　复旦大学附属中山医院　　　　　　　　　　　施振凯　同济大学附属东方医院

崔　迪　上海交通大学医学院附属第一人民医院　　　　吴　骋　海军军医大学卫生勤务学系

崔心刚　上海交通大学医学院附属新华医院　　　　　　徐　斌　上海交通大学医学院附属第九人民医院

董　樑　上海交通大学医学院附属仁济医院　　　　　　杨　濛　海军军医大学第三附属医院

郭长城　同济大学附属第十人民医院　　　　　　　　　叶小飞　海军军医大学卫生勤务学系

蒋光亮　上海交通大学医学院附属瑞金医院　　　　　　虞永江　上海交通大学医学院附属新华医院

组织编写　上海申康医院发展中心

　　　　　海军军医大学第一附属医院（上海长海医院）

技术支持　上海优数科技有限公司

　　　　　广州高通影像技术有限公司

前　言

　　前列腺癌结构化数据库的核心构建思想是：通过"足够颗粒化"的数据元、模块集群，对疾病诊疗管理全程进行数字化描述。构建高质量的专病数据库将大力助推前列腺癌诊疗质量的持续改进、诊疗模式的深入优化及多中心临床研究的高效开展，更能为智能化诊疗辅助系统的开发奠定基础。

　　前列腺癌是我国男性发病率最高的泌尿生殖系统恶性肿瘤，随着人口老龄化的进程及国内医疗保障条件的提高，我国前列腺癌的发病率呈现显著上升的态势，给社会带来巨大的医疗负担。前列腺癌患者的存活期可达十年甚至几十年，是一种典型的"慢癌"，具有疾病判断节点复杂、诊断治疗手段众多、罹患个体差异显著、长程随访管理困难四大显著特点，这些特点共同导致了构建前列腺癌队列数据库时，对其进行准确、详尽的数字化病情描述十分困难。

　　另一方面，虽然我国医学信息化建设近年来得到了长足发展，但各医疗中心之间，甚至同一中心内不同业务部门之间的数据结构和标准仍存较大差异，这直接导致了疾病相关数据难以关联交互，信息共享壁垒重重，严重影响了疾病诊疗业务流程的高效运转。与此同时，针对前列腺癌的专病队列数据库业内少见，彼此之间数据结构化程度也大相径庭，这为疾病全程数字化管理，以及多中心高质量诊疗研究的开展带来诸多不便，大幅度降低了专病医疗数据使用的效率和可信度。

　　数据显示，欧美发达国家前列腺癌患者 5 年生存率接近 100％，而我国仅为 66.4％，产生这种悬殊差距的关键原因之一，就是大量患者无法得到"换地域、多中心、跨学科"的同质化全程诊疗管理，而"构建标准、易用的全程管理数据库"，则是解决这一临床问题的核心基础工作。

　　本书编者团队常年致力于前列腺癌的临床诊疗和疾病全程数字化管理，在开发构建前列腺癌数据库方面具有超过 10 年的实践经验[1,2]，牵头构建的前列腺癌专病数据库先后获得国家"973 计划"（国家重点基础研究发展计划）项目子课题、国家重点研发计划分课题的支持。自2020年起，该专病数据库再次获得上海市申康医院发展中心"临床研究关键支撑项目"和"临床科技创新项目"资助。

参考国内外最新《前列腺癌临床诊疗指南》及医疗数据安全相关法律法规[3-7]，基于前列腺癌临床信息管理及随访系统［PC-FOLLOW®（软著登字第2359181号）］第4版[1]，国内相关领域专家与数据库开发人员共同编制完成了本书。本书面向前列腺癌领域医护工作者及任何参与前列腺癌疾病全程管理的人员（其中包括患者本人和家庭成员），旨在为我国前列腺癌疾病管理信息化建设尽绵薄之力，助力提高前列腺癌整体诊疗水平及患者的疾病自我管理水平。

本数据集列举的多个临床数据生产环境样例，虽已经过多年的临床使用、打磨，但仍有很多地方需要完善和提升。事实上，随着医学技术的快速发展，前列腺癌的诊疗理念、策略几乎每个月都在不断更新，这些都应及时体现到数据库与数据集的更新之中。计算机技术的进步使我们能够从容地对现有数据库进行快速、无缝的迭代升级，因此，我们也将对本书进行定期的更新与再版。欢迎各位读者提出宝贵意见！

高　旭

2022年3月

目　录

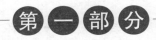

前列腺癌诊疗结构化数据集

0. 数据集说明

前列腺癌全程管理标准数据集是构建前列腺癌结构化数据库的基础，也是对前列腺癌诊疗、转归、随访全程进行准确"数字画像"的工具，可作为不同医学数据库之间进行数据交互、共享的桥梁和枢纽。

数据集由字段（数据元）和数据表（模块）构成，本书统一以"字段"和"数据表"进行表述。字段是对前列腺癌进行数字化描述的最基本单位（特定语义环境中不可再分）。根据实践工作中的诊治场景，数量不等、功能相关的字段组成不同的数据表（模块）。一些情况下，为了使数据集便于查询、理解，某个数据表内的部分特定字段（子集）可以灵活构成一个子模块（相当于一张大表中嵌套的小表）。

本数据集是在前列腺癌临床信息管理及随访系统［PC-FOLLOW®（软著登字第 2359181 号）］第 4 版内容及功能的基础上[1]，参考国内外最新诊疗指南、国家规范标准，以及医疗数据相关法律法规编撰而成，数据表及字段内容涵盖前列腺癌全程管理的各个阶段，其中包括前列腺癌的预警、筛查、诊断、治疗、随访和病情评估等多个应用场景。

前列腺癌专病数据库的运行需要对健康医疗数据进行采集、储存与使用，这其中必然涉及多种数据安全问题。本数据集编写过程中，参考《中华人民共和国数据安全法》《中华人民共和国个人信息保护法》《中华人民共和国人类遗传资源管理条例》，以及《信息安全技术　健康医疗数据安全指南》(GB/T 39725 - 2020)等相关法律法规和国家标准[7]，对每个数据元进行"隐私等级"推荐，以便在未来应用及开发场景中，对不同等级的健康医疗数据实施分级监管措施，确保知情同意、最小必要、数据脱敏、去标识化、痕迹管理及权限控制的总体原则。

体例说明（以"前列腺穿刺活检"中的"MRI 融合穿刺"为例）

	模块名称	参考标准
体例	前列腺穿刺活检 pathology_prostate_biopsy	《疾病和有关健康问题的国际统计分类》(ICD－10)；GB/T 39725－2020 等国家、行业标准；《中国泌尿外科和男科疾病诊断治疗指南》，*NCCN Guidelines：Prostate Cancer* 等指南推荐
说明	各数据表在专病数据库中的规范命名	数据表中字段的设置和命名所参考的文献

说明 1：数据库中存在名为"pathology_prostate_biopsy"的数据表用以记录前列腺穿刺的相关疾病信息，在数据库前端以"前列腺穿刺活检"作为业务模块名；该表中由多个字段构成（"MRI_fusion_biopsy_or_not"是多个字段中的一个），各字段的设置主要参考了《疾病和有关健康问题的国际统计分类》(ICD－10)，GB/T 39725－2020 等国家、行业标准；《中国泌尿外科和男科疾病诊断治疗指南》、*NCCN Guidelines：Prostate Cancer* 等指南推荐。

	数据表字段编码	数据表字段描述	数据表字段类型	字典值域	是否可为空	长度	是否传输加密	推荐隐私等级
体例	MRI_fusion_biopsy_or_not	MRI 融合穿刺勾选与否：1. 是；2. 否，默认否	char	1；2	YES	1	否	2 级
说明	数据元在表中的规范命名	数据库前端对该数据元的业务描述	参考各类标准及临床业务逻辑确定字段的数据属性					本数据集推荐的字段安全等级

说明 2：该表中存在一个名为"MRI_fusion_biopsy_or_not"的字段，对应数据库前端的业务描述为"是否勾选 MRI 融合穿刺，1－是，2－否（默认为：2－否）"。该字段类型为字符型(char)，字典值域范围为"1"或"2"，业务环境录入过程中，该字段可为空值，字段长度为 1 个字符。根据《信息安全技术—健康医疗数据安全指南》(GBT 39725－2020)[7]，该字段隐私等级推荐设为"2 级"，在传输过程中为不实施加密处理。

说明 3：本书后文中为求排版简洁，对上述蓝色标题栏中文字以"原文（简写）"形式进行简化如下：数据表字段编码（字段编码），数据表字段描述（字段描述），数据表字段类型（字段类型），字典值域（值域），是否可为空（可空），长度（长度），是否传输加密（传输加密），推荐隐私等级（隐私等级）。

1. 患者基本信息

模块名称	参 考 标 准
患者基本信息 patient_information	GB/T 28039 - 2011[8]，GB/T 3304 - 1991[9]，GB/T 39725 - 2020[7]，WS/T 500. 32 - 2016[10]，WS 363.3 - 2011[11]等国家及行业标准

字段编码	字段描述	字段类型	值域	可空	长度	传输加密	隐私等级
patient_name	患者姓名	varchar	字符	YES	20	是	4级
pinyin_abbreviation	拼音缩写	varchar	按：中国人名汉语拼音字母拼写规则	YES	20	是	4级
nationality	民族	varchar	按：中国各民族名称的罗马字母拼写法和代码	YES	10	否	4级
age_of_diagnosis	确诊年龄	varchar	字符	YES	8	否	4级
birthday	出生日期	datetime	YYYY - MM - DD	YES	—	否	4级
identification_type	证件类型	int	1.居民身份证；2.港澳居民来往内地通行证；3.台湾居民来往大陆通行证；4.护照；5.其他证件	YES	11	是	4级
identification_number	证件号码	varchar	按相应证件类型定义编号规则	YES	30	是	4级
height	身高	varchar	字符	YES	5	否	4级
weight	体重	varchar	字符	YES	5	否	4级
BMI_index	BMI	varchar	字符	YES	20	否	4级
surface_area	体表面积	varchar	字符	YES	20	否	4级
patient_info_id	内部 PID	int	数值	NO	20	否	3级

2. 随访信息

模块名称	参 考 标 准
随访信息 follow_up_information	GB/T 39725 - 2020，WS/T 500.32 - 2016 等国家、行业标准[7,10]；《中国泌尿外科和男科疾病诊断治疗指南》，*EAU-EANM-ESTRO-ESUR-SIOG Guidelines on Prostate Cancer*，*NCCN Guidelines：Prostate Cancer* 等指南推荐[3-6,12]

字段编码	字段描述	字段类型	值域	可空	长度	传输加密	隐私等级
admission_number	住院号	varchar	字符	YES	32	是	4级
id_number	ID号	varchar	字符	YES	64	是	4级
Tel_0	联系电话	varchar	联系电话需为11位	YES	32	是	4级
address	家庭住址	varchar	字符	YES	255	是	4级
Tel_1	联系电话1	varchar	联系电话需为11位	YES	20	是	4级
Tel_2	联系电话2	varchar	联系电话需为11位	YES	20	是	4级
Tel_3	联系电话3	varchar	联系电话需为11位	YES	20	是	4级
e-mail	电子邮件	varchar	字符	YES	32	是	4级
initial_treatment	初始治疗方案	varchar	字符	YES	32	否	4级
other_informations	其他资料	varchar	字符	YES	255	否	4级
follow-up_reminder_on	开启随访提醒	char	1.是；2.否	YES	1	否	4级
next_follow_up_date	下次随访日期	datetime	YYYY - MM - DD	YES	—	否	4级
last_follow_up_date	末次随访日期	datetime	YYYY - MM - DD	YES	—	否	4级

字段编码	字段描述	字段类型	值域	可空	长度	传输加密	隐私等级
follow_up_frequency	访视频率	varchar	1. 一个月；3. 三个月；6. 六个月； 9. 九个月；12. 一年	YES	10	否	4 级
follow_up_notes	访视说明	varchar	字符	YES	255	否	4 级

3. 患者标签

模块名称	参 考 标 准
患者标签 patient_label	GB/T 39725 – 2020，WS 363.1 – 2011，WS 363.2 – 2011 等国家、行业标准[7,13-14]

字段编码	字段描述	字段类型	值域	可空	长度	传输加密	隐私等级
label_name	标签	varchar	字符	YES	64	否	1级
label_category	1.公共标签， 2.医院标签	int	1;2	YES	11	否	1级
label_group	标签类型	varchar	字符	YES	20	否	1级
sort_id	排序值	int	数值	YES	4	否	1级

4. 既往史

模块名称	参 考 标 准
既往史 medication_history	《疾病和有关健康问题的国际统计分类》(ICD‐10)[15]，GB/T 39725‐2020，WS 363.10‐2011，WS/T 500.9‐2016，WS/T 500.8‐2016 等国家、行业标准[7,10,16‐18]

字段编码	字段描述	字段类型	值域	可空	长度	传输加密	隐私等级
type	1. 药物史，2. 手术史， 3. 疾病史，4. 家族史	int	1～4	YES	1	是	2级
name	药品，手术，疾病名称	varchar	字符	YES	64	是	2级
date	开始服药，实施手术， 疾病发生日期	datetime	YYYY‐MM‐DD	YES	—	否	2级
duration	时长(年)	varchar	字符	YES	4	否	2级
remarks	备注	varchar	字符	YES	255	否	2级

5. 临床分期

模块名称	参 考 标 准
临床分期 clinical_stage	《AJCC癌症分期指南》(第8版)[19]，*Campbell-Walsh-Wein Urology*[20]，《吴阶平泌尿外科学》[21] 《中国泌尿外科和男科疾病诊断治疗指南》[3]，*EAU-EANM-ESTRO -ESUR-SIOG Guidelines on Prostate Cancer*[4]，*NCCN Guidelines：Prostate Cancer*[6]等

字段编码	字段描述	字段类型	值域	可空	长度	传输加密	隐私等级
AJCC2009_t	AJCC2009 – T	varchar	字符	YES	255	否	2级
AJCC2009_n	AJCC2009 – N	varchar	字符	YES	255	否	2级
AJCC2009_m	AJCC2009 – M	varchar	字符	YES	255	否	2级
AJCC92	AJCC92	varchar	字符	YES	255	否	2级
AJCC97	AJCC97	varchar	字符	YES	255	否	2级

6. 实验室检验

模块名称	参 考 标 准
检验 laboratory_studies	GB/T 39725 - 2020，WS/T 459 - 2018，WS/T 500. 7 - 2016，WS/T 500. 52 - 2016，WS 363. 9 - 2011 等国家、行业标准[7,21-26]；*Campbell-Walsh-Wein Urology*，《吴阶平泌尿外科学》《中国泌尿外科和男科疾病诊断治疗指南》，*EAU-EANM-ESTRO -ESUR-SIOG Guidelines on Prostate Cancer*，*NCCN Guidelines：Prostate Cancer* 等专著、指南推荐[3-4,6,20-22]

字段编码	字段描述	字段类型	值域	可空	长度	传输加密	隐私等级
PSA_date	psa 检验- PSA 日期	datetime	YYYY - MM - DD	YES	—	否	2 级
PSA	psa 检验- PSA	varchar	字符	YES	10	否	2 级
fPSA	psa 检验- fPSA	varchar	字符	YES	10	否	2 级
PSA_f/t	psa 检验- f/t	varchar	字符	—	10	否	2 级
PSA_remark	psa 检验-备注说明	varchar	字符	YES	255	否	2 级
PSA_attachment_link	psa 检验-文件链接	varchar	字符	YES	255	否	2 级
testosterone_date	睾酮检验-睾酮日期	datetime	YYYY - MM - DD	YES	—	否	2 级
testo_μg/L	睾酮检验-睾酮 μg/L	varchar	字符	YES	10	否	2 级
testo_nmol/L	睾酮检验-睾酮 nmol/L	varchar	字符	YES	10	否	2 级
testo_attachment_link	睾酮检验-文件链接	varchar	字符	YES	255	否	2 级
tumor_marker_date	其他肿瘤标志物-检验日期	datetime	YYYY - MM - DD	YES	—	否	2 级
AFP	其他肿瘤标志物-甲胎蛋白（AFP）ng/ml（<8. 78 ng/ml）	varchar	字符	YES	10	否	2 级

字段编码	字段描述	字段类型	值域	可空	长度	传输加密	隐私等级
CA125	其他肿瘤标志物-糖链抗原125（CA125）U/ml（<35 U/ml）	varchar	字符	YES	10	否	2级
CA153	其他肿瘤标志物-糖链抗原15－3（CA15－3）U/ml（<31.3 U/ml）	varchar	字符	YES	10	否	2级
SCC	其他肿瘤标志物-鳞癌相关抗原（SCC）ng/ml（<1.5 ng/ml）	varchar	字符	YES	10	否	2级
CYFRA21－1	其他肿瘤标志物-细胞角蛋白19片段（CYFRA21－1）ng/ml（<2.08 ng/ml）	varchar	字符	YES	10	否	2级
CEA	其他肿瘤标志物-癌胚抗原 ng/ml（<5 ng/ml）	varchar	字符	YES	10	否	2级
CA199	其他肿瘤标志物-糖类抗原CA199 U/ml（<37 U/ml）	varchar	字符	YES	10	否	2级
CA724	其他肿瘤标志物-糖类抗原CA724 U/ml（<9.8 U/ml）	varchar	字符	YES	10	否	2级
NSE	其他肿瘤标志物-烯醇化酶（NSE）ng/ml（0～17 ng/ml）	varchar	字符	YES	10	否	2级
Fer	其他肿瘤标志物-铁蛋白（Fer）ng/ml（30～400 ng/ml）	varchar	字符	YES	10	否	2级
tumor_marker_attachment_link	其他肿瘤标志物-文件链接	varchar	字符	YES	255	否	2级
blood_routine_date	血常规-血常规日期	datetime	YYYY－MM－DD	YES	—	否	2级

字段编码	字段描述	字段类型	值域	可空	长度	传输加密	隐私等级
RBC	血常规-红细胞(RBC)$10^{12}/L$ $[(3.8\sim5.1)\times10^{12}/L]$	varchar	字符	YES	10	否	2级
HGB	血常规-血红蛋白(HGB)g/L $(130\sim175\,g/L)$	varchar	字符	YES	10	否	2级
HCT	血常规-血细胞比容(HCT)% $(40\%\sim50\%)$	varchar	字符	YES	10	否	2级
PLT	血常规-血小板(PLT)$10^9/L$ $[(125\sim350)\times10^9/L]$	varchar	字符	YES	10	否	2级
LYMPH	血常规-淋巴细胞(LYMPH)$10^9/L$ $[(1.1\sim3.2)\times10^9/L]$	varchar	字符	YES	10	否	2级
WBC	血常规-白细胞(WBC)$10^9/L$ $[(3.5\sim9.5)\times10^9/L]$	varchar	字符	YES	10	否	2级
Fibrinogen	血常规-纤维蛋白原g$(2.0\sim4.0\,g)$	varchar	字符	YES	10	否	2级
neutrophile_granulocyte	血常规-中性粒细胞绝对值$10^9/L$ $[(1.8\sim6.3)\times10^9/L]$	varchar	字符	YES	10	否	2级
neutrophile_ granulocyte_percentage	血常规-中性粒细胞百分比% $(40\%\sim75\%)$	varchar	字符	YES	10	否	2级
blood_routine_ attachment_link	血常规-文件链接	varchar	字符	YES	255	否	2级
liver_function_date	肝功能-肝功能日期	datetime	YYYY - MM - DD	YES	—	否	2级
ALB	肝功能-白蛋白(ALB)g/L $(40\sim55\,g/L)$	varchar	字符	YES	10	否	2级

字段编码	字段描述	字段类型	值域	可空	长度	传输加密	隐私等级
GLO	肝功能-球蛋白(GLO)g/L （20～40 g/L）	varchar	字符	YES	10	否	2级
A/G	肝功能-白球比(A/G) （12～2.4）	varchar	字符	YES	10	否	2级
TP	肝功能-总蛋白(TP)g/L （65～85 g/L）	varchar	字符	YES	10	否	2级
DBIL	肝功能-直接胆红素(DBIL)μmol/L （0～3.4 μmol/L）	varchar	字符	YES	10	否	2级
TBIL	肝功能-总胆红素(TBIL)μmol/L （3.4～17.1 μmol/L）	varchar	字符	YES	10	否	2级
ALT	肝功能-谷丙转氨酶(ALT)U/L （9～50 U/L）	varchar	字符	YES	10	否	2级
AST	肝功能-谷草转氨酶(AST)U/L （15～40 U/L）	varchar	字符	YES	10	否	2级
ALP	肝功能-碱性磷酸酶(ALP)U/L （45～125 U/L）	varchar	字符	YES	10	否	2级
liver_function_ attachment_link	肝功能-文件链接	varchar	字符	YES	255	否	2级
renal_function_date	肾功能-肾功能日期	datetime	YYYY－MM－DD	YES	—	否	2级
BUN	肾功能-尿素氮(BUN)mmol/L （2.4～8.2 mmol/L）	varchar	字符	YES	10	否	2级

字段编码	字段描述	字段类型	值域	可空	长度	传输加密	隐私等级
CRE	肾功能-肌酐(CRE)μmol/L (57~97 μmol/L)	varchar	字符	YES	10	否	2级
renal_function_attachment_link	肾功能-文件链接	varchar	字符	YES	255	否	2级
biochemical_date	生化全套-生化全套日期	datetime	YYYY－MM－DD	YES	—	否	2级
HSCRP	生化全套-超敏C反应蛋白(HSCRP) mg/L(0~3 mg/L)	varchar	字符	YES	10	否	2级
biochemical_attachment_link	生化全套-文件链接	varchar	字符	YES	255	否	2级
test_date	其他检验项目-检验日期	datetime	YYYY－MM－DD	YES	—	否	2级
test_project	其他检验项目-检验项目	varchar	字符	YES	32	否	2级
test_number	其他检验项目-检验编号	varchar	字符	YES	64	否	2级
test_result	其他检验项目-检验结果	varchar	字符	YES	64	否	2级
test_attachment_link	其他检验项目-文件链接	varchar	字符	YES	255	否	2级

7. 影像学检查

模块名称	参 考 标 准
影像学检查 imaging_examination	GB/T 39725 – 2020，DB13/T 1283. 1 – 2010，DB13/T 1283. 2 – 2010，DB13/T 1283. 3 – 2010，WS/T 500. 6 – 2016，WS/T 500. 52 – 2016 等国家、地区、行业标准[7,26-30]；*Campbell-Walsh-Wein Urology*，《吴阶平泌尿外科学》《中国泌尿外科和男科疾病诊断治疗指南》，*EAU-EANM-ESTRO -ESUR-SIOG Guidelines on Prostate Cancer*，*NCCN Guidelines：Prostate Cancer* 等专著、指南推荐[3-4,6,20-21]

字段编码	字段描述	字段类型	值域	可空	长度	传输加密	隐私等级
MRI_date	前列腺/盆腔 MRI-盆腔 MRI 日期	datetime	YYYY – MM – DD	YES	—	是	2 级
MRI_number	前列腺/盆腔 MRI – MRI 号	int	数值	YES	11	是	2 级
MRI_PI_RADS	前列腺/盆腔 MRI – PI – RADS 评分	varchar	字符	YES	10	是	2 级
MRI_capsular_invasion	前列腺/盆腔 MRI-包膜侵犯	varchar	字符	YES	10	是	2 级
MRI_seminal_vesicle_invasion	前列腺/盆腔 MRI-精囊侵犯	varchar	字符	YES	10	否	2 级
MRI_suspicious_signal	前列腺/盆腔 MRI-可疑信号	varchar	字符	YES	10	否	2 级
MRI_region	前列腺/盆腔 MRI-位置	varchar	字符	YES	32	否	2 级
MRI_region_remark	前列腺/盆腔 MRI-位置备注	varchar	字符	YES	255	否	2 级
MRI_diameter	前列腺/盆腔 MRI-直径	varchar	字符	YES	10	否	2 级
MRI_classification	前列腺/盆腔 MRI-等级	varchar	字符	YES	10	否	2 级
MRI_cross_diameter	前列腺/盆腔 MRI-左右径	varchar	字符	YES	20	是	2 级
MRI_anteroposterior_diameter	前列腺/盆腔 MRI-前后径	varchar	字符	YES	20	是	2 级
MRI_vertical_diameter	前列腺/盆腔 MRI-上下径	varchar	字符	YES	20	是	2 级

字段编码	字段描述	字段类型	值域	可空	长度	传输加密	隐私等级
MRI_prostate_volume	前列腺/盆腔 MRI -前列腺体积	varchar	字符	YES	10	是	2 级
MRI_pelvic_lymph_nodes	前列腺/盆腔 MRI -盆腔淋巴结肿大	varchar	字符	YES	10	是	2 级
MRI_bladder_invasion	前列腺/盆腔 MRI -膀胱侵犯	varchar	字符	YES	10	是	2 级
MRI_rectal_invasion	前列腺/盆腔 MRI -直肠侵犯	varchar	字符	YES	10	否	2 级
MRI_bone_metastasis	前列腺/盆腔 MRI -扫描范围内骨骼转移	varchar	字符	YES	10	否	2 级
MRI_description	前列腺/盆腔 MRI -内容描述	varchar	字符	YES	100	否	2 级
MRI_urethral_length	前列腺/盆腔 MRI -膜部尿道长度	varchar	字符	YES	11	否	2 级
MRI_attachment_link	前列腺/盆腔 MRI -文件链接	varchar	字符	YES	255	否	2 级
CT_date	盆腔前列腺 CT - CT 日期	datetime	YYYY - MM - DD	YES	—	否	2 级
CT_number	盆腔前列腺 CT - CT 号	varchar	字符	YES	64	否	2 级
CT_capsular_invasion	盆腔前列腺 CT -包膜侵犯	varchar	字符	YES	10	是	2 级
CT_seminal_vesicle_invasion	盆腔前列腺 CT -精囊侵犯	varchar	字符	YES	10	是	2 级
CT_pelvic_lymph_nodes	盆腔前列腺 CT -盆腔淋巴结肿大	varchar	字符	YES	10	否	2 级
CT_bladder_invasion	盆腔前列腺 CT -膀胱侵犯	varchar	字符	YES	10	否	2 级
CT_rectal_invasion	盆腔前列腺 CT -直肠侵犯	varchar	字符	YES	10	否	2 级
CT_prostate_cross_diameter	盆腔前列腺 CT -左右径	varchar	字符	YES	20	否	2 级
CT_prostate_anteroposterior_diameter	盆腔前列腺 CT -前后径	varchar	字符	YES	20	否	2 级

字段编码	字段描述	字段类型	值域	可空	长度	传输加密	隐私等级
CT_prostate_vertical_diameter	盆腔前列腺CT-上下径	varchar	字符	YES	20	否	2级
CT_prostate_volume	盆腔前列腺CT-前列腺体积	varchar	字符	YES	10	否	2级
CT_description	盆腔前列腺CT-内容描述	varchar	字符	YES	100	否	2级
CT_attachment_link	盆腔前列腺CT-文件链接	varchar	字符	YES	255	否	2级
DRE_date	DRE检查-DRE日期	datetime	YYYY-MM-DD	YES	—	否	2级
DRE_nodule	DRE检查-有无结节	varchar	字符	YES	10	否	2级
DRE_description	DRE检查-内容描述	varchar	字符	YES	100	否	2级
DRE_attachment_link	DRE检查-文件链接	varchar	字符	YES	255	否	2级
TRUS_date	TRUS/经直肠超声-TRUS日期	datetime	YYYY-MM-DD	YES	—	否	2级
TRUS_cross_diameter	TRUS/经直肠超声-左右径	varchar	字符	YES	20	否	2级
TRUS_anteroposterior_diameter	TRUS/经直肠超声-前后径	varchar	字符	YES	20	否	2级
TRUS_vertical_diameter	TRUS/经直肠超声-上下径	varchar	字符	YES	20	是	2级
TRUS_prostate_volume	TRUS/经直肠超声-前列腺体积	varchar	字符	YES	10	是	2级
TRUS_move_volume	TRUS/经直肠超声-移行区体积	varchar	字符	YES	10	否	2级
TRUS_peripheral_volume	TRUS/经直肠超声-外周区体积	varchar	字符	YES	10	否	2级
TRUS_suspicious_signal	TRUS/经直肠超声-可疑信号	varchar	字符	YES	10	否	2级
TRUS_location_description	TRUS/经直肠超声-位置描述	varchar	字符	YES	10	否	2级
TRUS_signal_intensity	TRUS/经直肠超声-信号强度	varchar	字符	YES	10	否	2级

字段编码	字段描述	字段类型	值域	可空	长度	传输加密	隐私等级
TRUS_diameter	TRUS/经直肠超声-直径	varchar	字符	YES	10	否	2级
TRUS_residual_urine	TRUS/经直肠超声-残余尿	varchar	字符	YES	10	否	2级
TRUS_description	TRUS/经直肠超声- trus 描述	varchar	字符	YES	100	否	2级
TRUS_attachment_link	TRUS/经直肠超声-文件链接	varchar	字符	YES	255	否	2级
whole_body_MRI_date	全身磁共振- MRI 日期	datetime	YYYY - MM - DD	YES	—	否	2级
whole_body_MRI_number	全身磁共振- MRI 号	varchar	字符	YES	64	否	2级
whole_body_MRI_capsular_invasion	全身磁共振-包膜侵犯	varchar	字符	YES	10	否	2级
whole_body_MRI_seminal_vesicle_invasion	全身磁共振-精囊侵犯	varchar	字符	YES	10	否	2级
whole_body_MRI_suspicious_signal	全身磁共振-可疑信号	varchar	字符	YES	10	否	2级
whole_body_MRI_region	全身磁共振-位置	varchar	字符	YES	32	否	2级
whole_body_MRI_region_remark	全身磁共振-位置备注	varchar	字符	YES	255	否	2级
whole_body_MRI_diameter	全身磁共振-直径	varchar	字符	YES	10	否	2级
whole_body_MRI_PIRADS	全身磁共振-等级	varchar	字符	YES	10	否	2级
whole_body_MRI_cross_diameter	全身磁共振-左右径	varchar	字符	YES	20	否	2级

字段编码	字段描述	字段类型	值域	可空	长度	传输加密	隐私等级
whole_body_MRI_ anteroposterior_diameter	全身磁共振-前后径	varchar	字符	YES	20	是	2级
whole_body_MRI_ vertical_diameter	全身磁共振-上下径	varchar	字符	YES	20	是	2级
whole_body_MRI_ prostate_volume	全身磁共振-前列腺体积	varchar	字符	YES	10	否	2级
whole_body_MRI_ urethral_length	全身磁共振-膜部尿道长度	varchar	字符	YES	30	否	2级
whole_body_MRI_ pelvic_lymph_node	全身磁共振-盆腔淋巴结肿大	varchar	字符	YES	10	否	2级
whole_body_MRI_ bladder_invasion	全身磁共振-膀胱侵犯	varchar	字符	YES	10	否	2级
whole_body_MRI_ rectal_invasion	全身磁共振-直肠侵犯	varchar	字符	YES	10	否	2级
whole_body_MRI_ metastases_number	全身磁共振-骨转移灶数	varchar	字符	YES	11	否	2级
whole_body_MRI_ metastases_location	全身磁共振-骨转移位置	varchar	字符	YES	100	否	2级
whole_body_MRI_ metastases_location_other	全身磁共振-骨转移位置-其他	varchar	字符	YES	100	否	2级
whole_body_MRI_ visceral_metastatic	全身磁共振-软组织转移	varchar	字符	YES	10	是	2级

字段编码	字段描述	字段类型	值域	可空	长度	传输加密	隐私等级
whole_body_MRI_flab_metastatic_remark	全身磁共振-软组织转移描述	varchar	字符	YES	255	是	2级
whole_body_MRI_description	全身磁共振-内容描述	varchar	字符	YES	100	否	2级
whole_body_MRI_attachment_link	全身磁共振-文件链接	varchar	字符	YES	255	否	2级
ECT_date	ECT 全身扫描- ECT 日期	datetime	YYYY - MM - DD	YES	—	否	2级
ECT_number	ECT 全身扫描- ECT 号	varchar	字符	YES	64	否	2级
ECT_tracer	ECT 全身扫描-示踪剂	varchar	字符	YES	20	否	2级
ECT_metastases_number	ECT 全身扫描-骨转移灶数	varchar	字符	YES	11	否	2级
ECT_metastases_location	ECT 全身扫描-骨转移位置	varchar	字符	YES	100	否	2级
ECT_metastases_location_other	ECT 全身扫描-骨转移位置-其他	varchar	字符	YES	100	否	2级
ECT_description	ECT 全身扫描-内容描述	varchar	字符	YES	100	否	2级
ECT_attachment_link	ECT 全身扫描-文件链接	varchar	字符	YES	255	是	2级
PET - CT_date	PET_CT 检查- PET_CT 日期	datetime	YYYY - MM - DD	YES	—	是	2级
PET - CT_number	PET_CT 检查- PET_CT 号	varchar	字符	YES	64	是	2级
PET - CT_tracer	PET_CT 检查-示踪剂	varchar	字符	YES	20	是	2级
PET - CT_cross_diameter	PET_CT 检查-左右径	varchar	字符	YES	20	否	2级
PET - CT_anteroposterior_diameter	PET_CT 检查-前后径	varchar	字符	YES	20	否	2级

字段编码	字段描述	字段类型	值域	可空	长度	传输加密	隐私等级
PET－CT_vertical_diameter	PET_CT 检查-上下径	varchar	字符	YES	20	否	2级
PET－CT_prostate_volume	PET_CT 检查-前列腺体积	varchar	字符	YES	10	否	2级
PET－CT_distant_metastasis	PET_CT 检查-远处转移	varchar	字符	YES	20	否	2级
PET－CT_capsular_invasion	PET_CT 检查-包膜侵犯	varchar	字符	YES	10	否	2级
PET－CT_seminal_vesicle_invasion	PET_CT 检查-精囊侵犯	varchar	字符	YES	10	否	2级
PET－CT_suspicious_signal	PET_CT 检查-可疑信号	varchar	字符	YES	10	否	2级
PET－CT_pelvic_lymph_nodes	PET_CT 检查-盆腔淋巴结肿大	varchar	字符	YES	10	否	2级
PET－CT_bladder_invasion	PET_CT 检查-膀胱侵犯	varchar	字符	YES	10	是	2级
PET－CT_rectal_invasion	PET_CT 检查-直肠侵犯	varchar	字符	YES	10	是	2级
PET－CT_metastases_number	PET_CT 检查-骨转移灶数	varchar	字符	YES	11	否	2级
PET－CT_metastases_location	PET_CT 检查-骨转移位置	varchar	字符	YES	100	否	2级
PET－CT_metastases_location_other	PET_CT 检查-骨转移位置-其他	varchar	字符	YES	100	否	2级
PET－CT_visceral_metastatic	PET_CT 检查-软组织转移	varchar	字符	YES	10	否	2级
PET－CT_metastatic_remark	PET_CT 检查-软组织转移描述	varchar	字符	YES	255	否	2级
PET－CT_description	PET_CT 检查-内容描述	varchar	字符	YES	100	否	2级
PET－CT_attachment_link	PET_CT 检查-文件链接	varchar	字符	YES	255	否	2级
PET－MR_date	PET_MR 检查- PET_MR 日期	datetime	YYYY－MM－DD	YES	—	否	2级

字段编码	字段描述	字段类型	值域	可空	长度	传输加密	隐私等级
PET－MR_number	PET_MR 检查－PET_MR 号	varchar	字符	YES	64	是	2 级
PET－MR_tracer	PET_MR 检查-示踪剂	varchar	字符	YES	20	是	2 级
PET－MR_distant_metastasis	PET_MR 检查-远处转移	varchar	字符	YES	20	是	2 级
PET－MR_description	PET_MR 检查-内容描述	varchar	字符	YES	100	是	2 级
PET－MR_attachment_link	PET_MR 检查-文件链接	varchar	字符	YES	255	否	2 级
other_test－date	其他检查项目-检查日期	datetime	YYYY－MM－DD	YES	—	否	2 级
other_project	其他检查项目-检查项目	varchar	字符	YES	64	否	2 级
other_test_number	其他检查项目-检查编号	varchar	字符	YES	64	否	2 级
other_test_description	其他检查项目-检查结果	varchar	字符	YES	100	是	2 级
other_test_attachment_link	其他检查项目-文件链接	varchar	字符	YES	255	是	2 级

8. 尿流率检查

模块名称	参 考 标 准
尿流率检查 uroflowmetry	《中国泌尿外科和男科疾病诊断治疗指南》，*EAU-EANM-ESTRO -ESUR-SIOG Guidelines on Prostate Cancer*，*NCCN Guidelines*：*Prostate Cancer* 等指南推荐[3-4,6]

字段编码	字段描述	字段类型	值域	可空	长度	传输加密	隐私等级
ufr_date	检查日期	datetime	YYYY－MM－DD	YES	—	否	2级
peak_uroflowmetry_rate	最大尿流率	varchar	字符	YES	10	否	2级
void_volume	排尿量	varchar	字符	YES	10	否	2级
description	内容描述	varchar	字符	YES	100	是	2级
uroflowmetry_attachment_link	尿流率-文件链接	varchar	字符	YES	255	是	2级

9. 前列腺穿刺活检（病理）

模块名称	参 考 标 准
前列腺穿刺活检 pathology_prostate_biopsy	《疾病和有关健康问题的国际统计分类》(ICD-10)；GB/T 39725-2020 等国家、行业标准；《中国泌尿外科和男科疾病诊断治疗指南》，*NCCN Guidelines*：*Prostate Cancer* 等指南推荐[3-4,6-7,15-16]

字段编码	字段描述	字段类型	值域	可空	长度	传输加密	隐私等级
biopsy_date	穿刺日期	datetime	YYYY-MM-DD	YES	—	否	2级
pathology_id_number	病理号	varchar	字符	YES	64	是	2级
approach	入路：1.经直肠；2.经会阴	char	1；2	YES	1	是	2级
cores_number	针数	varchar	字符	YES	10	是	2级
target_biopsy_or_not	DRE/TRUS 兴趣点穿刺勾选与否：1.是；2.否，默认否	char	1；2	YES	1	是	2级
target_biopsy	DRE/TRUS 兴趣点穿刺	int	数值	YES	11	否	2级
MRI_fusion_biopsy_or_not	MRI 融合穿刺勾选与否：1.是；2.否，默认否	char	1；2	YES	1	否	2级
MRI_fusion_biopsy	@MRI 融合穿刺	int	数值	YES	11	否	2级
MRI_targeted_biopsy_or_not	MRI 靶向穿刺勾选与否：1.是；2.否，默认否	char	1；2	YES	1	是	2级

字段编码	字段描述	字段类型	值域	可空	长度	传输加密	隐私等级
MRI_targeted_biopsy	@MRI 靶向穿刺	int	数值	YES	11	是	2级
biopsy_remarks	其他穿刺说明	varchar	字符	YES	255	否	2级
global_pathology_type	总体病理	varchar	前列腺腺癌；导管腺癌；前列腺腺泡腺癌；尿路上皮癌；肉瘤；鳞状细胞癌；神经内分泌癌；导管内癌（IDC－P）；基底细胞癌；高级别PIN；ASAP(不典型小腺泡增生)；慢性炎症；疑似前列腺腺泡；良性前列腺增生；良性前列腺增生伴慢性炎症；etc…	YES	64	否	2级
G1	G1	varchar	字符	YES	10	否	2级
G2	G2	varchar	字符	YES	10	否	2级
Gsum	GSUM	varchar	字符	YES	10	否	2级
ISUP	ISUP	varchar	字符	YES	10	否	2级
cores_number	穿刺针数	varchar	字符	YES	10	是	2级
positive_number	阳性针数	varchar	字符	YES	10	是	2级
HPIN	HPIN：1. 未勾选；2. 勾选	char	1；2	YES	1	是	2级
LPIN	LPIN：1. 未勾选；2. 勾选	char	1；2	YES	1	是	2级
inflammation	穿刺炎症：1. 未勾选；2. 勾选	char	1；2	YES	1	否	2级

字段编码	字段描述	字段类型	值域	可空	长度	传输加密	隐私等级
ck56	ck5/6	char	1. 阴性；2. 阳性	YES	1	否	2 级
P504s	P504s	char	1. 阴性；2. 阳性	YES	1	否	2 级
P63	P63	char	1. 阴性；2. 阳性	YES	1	否	2 级
PSMA	PSMA	char	1. 阴性；2. 阳性	YES	1	否	2 级
PSAP	PSAP	char	1. 阴性；2. 阳性	YES	1	否	2 级
P53	P53	char	1. 阴性；2. 阳性	YES	1	是	2 级
PIP	PIP	char	1. 阴性；2. 阳性	YES	1	是	2 级
KI67	KI－67	char	字符	YES	1	否	2 级
CgA	CgA	char	1. 阴性；2. 阳性	YES	1	否	2 级
P40	P40	char	1. 阴性；2. 阳性	YES	1	是	2 级
NKX3_1	NKX3.1	char	1. 阴性；2. 阳性	YES	1	是	2 级
ERG	ERG	char	1. 阴性；2. 阳性	YES	1	否	2 级
pathological_remarks	其他病理描述	varchar	字符	YES	255	是	2 级
bx_attachment_link	穿刺-文件链接	varchar	字符	YES	255	否	2 级
diagnosis_or_not	是否确诊：1. 是；2. 否	char	1；2	YES	1	是	2 级
negative_positive	1. 阴性；2. 阳性	char	1；2	YES	1	是	2 级
pathology	病理	varchar	字符	YES	30	是	2 级
G1	G1	varchar	字符	YES	10	否	2 级
G2	G2	varchar	字符	YES	10	否	2 级

字段编码	字段描述	字段类型	值域	可空	长度	传输加密	隐私等级
Gsum	GSUM	varchar	字符	YES	10	是	2级
tumors_percentage	肿瘤百分比	varchar	字符	YES	20	是	2级
length	长度	varchar	字符	YES	10	否	2级
remarks	备注	varchar	字符	YES	255	是	2级
number	编号	int	数值	YES	11	是	2级
left	左	varchar	字符	YES	10	否	2级
right	右	varchar	字符	YES	10	否	2级

10. 转移灶穿刺/切除（病理）

模块名称	参 考 标 准
转移灶穿刺/切除 pathology_metastasis_biopsy	《疾病和有关健康问题的国际统计分类》(ICD－10)；GB/T 39725－2020 等国家、行业标准；《中国泌尿外科和男科疾病诊断治疗指南》，*NCCN Guidelines：Prostate Cancer* 等指南推荐[3-4,6-7,15-16]

字段编码	字段描述	字段类型	值域	可空	长度	传输加密	隐私等级
metastasis_biopsy_date	转移灶穿刺/切除日期	datetime	YYYY－MM－DD	YES	—	是	2级
pathology_id_number	病理号	varchar	字符	YES	64	是	2级
reason	原因	varchar	字符	YES	255	否	2级
global_pathology_type	总体病理	varchar	前列腺腺癌；导管腺癌；前列腺腺泡腺癌；尿路上皮癌；肉瘤；鳞状细胞癌；神经内分泌癌；导管内癌（IDC－P）；基底细胞癌；高级别PIN；ASAP(不典型小腺泡增生)；慢性炎症；疑似前列腺腺泡；良性前列腺增生；良性前列腺增生伴慢性炎症；etc···	YES	64	否	2级
G1	G1	varchar	字符	YES	10	否	2级
G2	G2	varchar	字符	YES	10	否	2级
Gsum	Gsum	varchar	字符	YES	10	否	2级
ISUP	isup	varchar	字符	YES	10	是	2级
CK5_6	CK5/6	int	1. 阴性；2. 阳性	YES	1	是	2级

字段编码	字段描述	字段类型	值域	可空	长度	传输加密	隐私等级
P504s	P504s	int	1. 阴性；2. 阳性	YES	1	是	2级
P63	P63	int	1. 阴性；2. 阳性	YES	1	是	2级
PSMA	PSMA	int	1. 阴性；2. 阳性	YES	1	否	2级
PSAP	PSAP	int	1. 阴性；2. 阳性	YES	1	否	2级
P53	P53	int	1. 阴性；2. 阳性	YES	1	是	2级
PIP	PIP	int	1. 阴性；2. 阳性	YES	1	是	2级
KI_67	KI－67	varchar	字符	YES	10	否	2级
CgA	CgA	int	1. 阴性；2. 阳性	YES	1	否	2级
P40	P40	int	1. 阴性；2. 阳性	YES	1	是	2级
NKX3. 1	NKX3. 1	int	1. 阴性；2. 阳性	YES	1	是	2级
ERG	ERG	int	1. 阴性；2. 阳性	YES	1	否	2级
other_pathology_remarks	其他病理描述	varchar	字符	YES	255	否	2级

11. 经尿道前列腺电切术(病理)

模块名称	参　考　标　准
经尿道前列腺电切术 pathology_TURP	《疾病和有关健康问题的国际统计分类》(ICD-10);GB/T 39725-2020 等国家、行业标准;《中国泌尿外科和男科疾病诊断治疗指南》,*NCCN Guidelines:Prostate Cancer* 等指南推荐[3-4,6-7,15-16]

字段编码	字段描述	字段类型	值域	可空	长度	传输加密	隐私等级
TURP_date	TURP(TUEP)日期	datetime	YYYY-MM-DD	YES	—	是	2级
pathology_id_number	病理号	varchar	字符	YES	64	是	2级
reason	原因	varchar	字符	YES	255	否	2级
global_pathology_type	总体病理	varchar	前列腺腺癌;导管腺癌;前列腺腺泡腺癌;尿路上皮癌;肉瘤;鳞状细胞癌;神经内分泌癌;导管内癌(IDC-P);基底细胞癌;高级别 PIN;ASAP(不典型小腺泡增生);慢性炎症;疑似前列腺腺泡;良性前列腺增生;良性前列腺增生伴慢性炎症;etc…	YES	64	否	2级
G1	G1	varchar	字符	YES	10	否	2级
G2	G2	varchar	字符	YES	10	是	2级
Gsum	Gsum	varchar	字符	YES	10	是	2级
ISUP	ISUP 分组	varchar	字符	YES	10	否	2级
CK5_6	CK5/6	int	1. 阴性;2. 阳性	YES	1	否	2级
P504s	P504s	int	1. 阴性;2. 阳性	YES	1	否	2级

字段编码	字段描述	字段类型	值域	可空	长度	传输加密	隐私等级
P63	P63	int	1. 阴性；2. 阳性	YES	1	否	2级
PSMA	PSMA	int	1. 阴性；2. 阳性	YES	1	是	2级
PSAP	PSAP	int	1. 阴性；2. 阳性	YES	1	是	2级
P53	P53	int	1. 阴性；2. 阳性	YES	1	是	2级
PIP	PIP	int	1. 阴性；2. 阳性	YES	1	是	2级
KI_67	KI－67	varchar	字符	YES	10	否	2级
CgA	CgA	int	1. 阴性；2. 阳性	YES	1	否	2级
P40	P40	int	1. 阴性；2. 阳性	YES	1	否	2级
NKX3.1	NKX3.1	int	1. 阴性；2. 阳性	YES	1	是	2级
ERG	ERG	int	1. 阴性；2. 阳性	YES	1	是	2级
other_pathology_remarks	其他病理描述	varchar	字符	YES	255	否	2级

12. 全膀胱切除（病理）

模块名称	参 考 标 准
病理-全膀胱切除 pathology_radical_cystectomy	《疾病和有关健康问题的国际统计分类》(ICD-10)；GB/T 39725-2020 等国家、行业标准；《中国泌尿外科和男科疾病诊断治疗指南》，*NCCN Guidelines：Prostate Cancer* 等指南推荐[3-4,6-7,15-16]

字段编码	字段描述	字段类型	值域	可空	长度	传输加密	隐私等级
radical_cystectomy_date	手术日期	datetime	YYYY-MM-DD	YES	—	否	2级
pathology_id_number	病理号	varchar	字符	YES	64	否	2级
reason	原因	varchar	字符	YES	255	是	2级
global_pathology_type	总体病理	varchar	前列腺腺癌；导管腺癌；前列腺腺泡腺癌；尿路上皮癌；肉瘤；鳞状细胞癌；神经内分泌癌；导管内癌（IDC-P）；基底细胞癌；高级别 PIN；ASAP（不典型小腺泡增生）；慢性炎症；疑似前列腺腺泡；良性前列腺增生；良性前列腺增生伴慢性炎症；etc…	YES	64	否	2级
G1	G1	varchar	字符	YES	10	是	2级
G2	G2	varchar	字符	YES	10	是	2级
Gsum	Gsum	varchar	字符	YES	10	否	2级
ISUP	isup	varchar	字符	YES	10	否	2级
CK5_6	CK5/6	int	1.阴性；2.阳性	YES	1	否	2级
P504s	P504s	int	1.阴性；2.阳性	YES	1	否	2级

字段编码	字段描述	字段类型	值域	可空	长度	传输加密	隐私等级
P63	P63	int	1.阴性；2.阳性	YES	1	否	2级
PSMA	PSMA	int	1.阴性；2.阳性	YES	1	是	2级
PSAP	PSAP	int	1.阴性；2.阳性	YES	1	是	2级
P53	P53	int	1.阴性；2.阳性	YES	1	否	2级
PIP	PIP	int	1.阴性；2.阳性	YES	1	否	2级
KI_67	KI-67	varchar	字符	YES	10	是	2级
CgA	CgA	int	1.阴性；2.阳性	YES	1	是	2级
P40	P40	int	1.阴性；2.阳性	YES	1	否	2级
NKX3.1	NKX3.1	int	1.阴性；2.阳性	YES	1	否	2级
ERG	ERG	int	1.阴性；2.阳性	YES	1	否	2级
other_pathology_remarks	其他病理描述	varchar	字符	YES	255	否	2级

13. 主动监测/等待观察

模块名称	参 考 标 准
主动监测/等待观察（AS/WW） active_surveillance_watchful_waiting	《吴阶平泌尿外科学》[21]，*Campbell-Walsh-Wein Urology*[20] 等专著；GB/T 39725 – 2020，WS 363.10 – 2011，WS/T 500.9 – 2016，WS/T 500.8 – 2016 等国家及行业标准[7,16-18]；《中国泌尿外科和男科疾病诊断治疗指南》，*EAU-EANM-ESTRO -ESUR-SIOG Guidelines on Prostate Cancer*，*NCCN Guidelines：Prostate Cancer* 等指南推荐[3-4,6]

字段编码	字段描述	字段类型	值域	可空	长度	传输加密	隐私等级
watchful_waiting	1. 开启观察； 2. 未开启观察	char	1；2	YES	1	是	2级
WW_start_date	观察开始日期	datetime	YYYY – MM – DD	YES	—	是	2级
WW_end_date	观察结束日期	datetime	YYYY – MM – DD	YES	—	否	2级
WW_next	WW 后续治疗选择	varchar	0～64 之间的数值	YES	64	否	2级
active_surveillance	1. 开启监测； 2. 未开启监测	char	1；2	YES	1	是	2级
active_surveillance_start_date	监测开始日期	datetime	YYYY – MM – DD	YES	—	是	2级
active_surveillance_end_date	监测结束日期	datetime	YYYY – MM – DD	YES	—	否	2级
active_surveillance_next	主动检测后续治疗选择	varchar	0～64 之间的数值	YES	64	否	2级

14. 根治手术治疗

模块名称	参 考 标 准
根治手术 radical_prostatectomy	GB/T 39725-2020，WS 363.10-2011，WS/T 500.9-2016，WS/T 500.8-2016 等国家及行业标准[7,16-18]；《吴阶平泌尿外科学》，*Campbell-Walsh-Wein Urology*[20-21] 等专著；《中国泌尿外科和男科疾病诊断治疗指南》，*EAU-EANM-ESTRO-ESUR-SIOG Guidelines on Prostate Cancer*，*NCCN Guidelines：Prostate Cancer* 等指南推荐[3-4,6]；SUTURE 技术在机器人根治性前列腺切除术中的应用，*Sustainable functional urethral reconstruction：Maximizing early continence recovery in robotic-assisted radical prostatectomy*[31-32]

字段编码	字段描述	字段类型	值域	可空	长度	传输加密	隐私等级
surgery_date	手术日期	datetime	YYYY-MM-DD	YES	—	是	2级
surgeons	手术者	varchar	字符	YES	10	是	2级
surgery_type	术式	varchar	1.耻骨后开放；2.腹腔镜（经腹腔）；3.腹腔镜（腹膜外）；4.RALP(经腹腔)；5.RALP(腹膜外)；6.RALP（经会阴）	YES	20	否	2级
amount_of_bleeding	出血量(ml)	varchar	字符	YES	20	否	2级
amount_of_transfusion	输血量(ml)	varchar	字符	YES	20	否	2级
surgery_time	手术时间(min)	int	数值	YES	11	否	2级
anesthesia_time	麻醉时间(min)	int	数值	YES	11	否	2级
lymph_node_dissection	淋巴结清扫	varchar	字符	YES	20	否	2级

前列腺癌全程管理标准数据集(2022版)

字段编码	字段描述	字段类型	值域	可空	长度	传输加密	隐私等级
nerve_sparing	是否保留神经： 1. 是；2. 否，默认 2	char	1；2	YES	1	否	2 级
nerve_sparing_left	保留神经位置左： 1. 是；2. 否，默认 2	char	1；2	YES	1	是	2 级
nerve_sparing_right	保留神经位置右： 1. 是；2. 否，默认 2	char	1；2	YES	1	是	2 级
stop_surgery	是否停止手术： 1. 是；2. 否，默认 2	char	1；2	YES	1	是	2 级
stop_surgery_reason	停止手术原因	varchar	字符	YES	255	是	2 级
radical_other_remark	根治术其他备注	varchar	字符	YES	255	是	2 级
intraoperative_complications	术中并发症	varchar	字符	YES	255	是	2 级
catheter_removal_date	导尿管拔除日期	datetime	YYYY - MM - DD	YES	—	否	2 级
catheter_retention_day	导尿管留置天数	varchar	字符	YES	11	否	2 级
postoperative_complications	术后并发症	varchar	字符	YES	255	否	2 级
neo_adjuvant_adt	是否勾选新辅助 ADT： 1. 是；2. 否	char	1；2	YES	1	否	2 级
neo_adjuvant_radiation	是否勾选新辅助放疗： 1. 是；2. 否	char	1；2	YES	1	否	2 级
adjuvant_adt	是否勾选辅助 ADT： 1. 是；2. 否	char	1；2	YES	1	否	2 级
adjuvant_radiation	是否勾选辅助放疗： 1. 是；2. 否	char	1；2	YES	1	否	2 级

字段编码	字段描述	字段类型	值域	可空	长度	传输加密	隐私等级
surgical_details_approach	手术入路	varchar	1. 经腹腔；2. 腹膜外；3. 经会阴；4. 单孔-腹膜外；5. 单孔-经会阴；6. 单孔-经腹腔；7. 其他	YES	16	否	2级
surgical_details_PLND	盆腔淋巴结清扫	varchar	1. 未行；2. 闭孔区；3. 扩大；4. 超扩大；5. 其他	YES	16	否	2级
surgical_details_DVC	DVC 处理	varchar	1. 标准；2. SUTURE；3. Semi-SUTURE；4. 选择性缝扎；5. 不缝扎；6. 其他	YES	16	否	2级
surgical_details_NVB	NVB 处理	varchar	1. 双侧保留；2. 单侧保留；3. 不保留；4. 其他	YES	16	否	2级
NVB_left	左侧 NVB	varchar	1. 筋膜外；2. 筋膜间；3. 筋膜内；4. 其他	YES	16	否	2级
NVB_right	右侧 NVB	varchar	1. 筋膜外；2. 筋膜间；3. 筋膜内；4. 其他	YES	16	否	2级
surgical_details_neck	膀胱颈口处理	varchar	1. 直接吻合；2. 缩窄-吻合；3. 吻合-缩窄；4. 侧方缩窄-吻合；5. 吻合-侧方缩窄；6. SFUR；7. 其他	YES	16	否	2级
anasto_reinforce-posterior	吻合-后壁加强	char	1. 是；2. 否	YES	1	否	2级
anasto_reinforce-anterior	吻合-前壁加强	char	1. 是；2. 否	YES	1	否	2级
anasto_reinforce-ppl	吻合-悬韧带重建	char	1. 是；2. 否	YES	1	否	2级
anasto_reinforce-lateral	吻合-侧方加强	char	1. 是；2. 否	YES	1	否	2级

字段编码	字段描述	字段类型	值域	可空	长度	传输加密	隐私等级
surgical_details_early_release	其他-侧入保神经	char	1. 是；2. 否	YES	1	否	2 级
surgical_details_maryland	其他-马里兰	char	1. 是；2. 否	YES	1	否	2 级
surgical_details_others	其他手术细节描述	varchar	字符	YES	255	否	2 级
global_pathology_type	根治术病理类型	varchar	前列腺腺癌；导管腺癌；前列腺腺泡腺癌；尿路上皮癌；肉瘤；鳞状细胞癌；神经内分泌癌；导管内癌（IDC－P）；基底细胞癌；高级别 PIN；不典型小腺泡增生（ASAP）；慢性炎症；疑似前列腺腺泡；良性前列腺增生；良性前列腺增生伴慢性炎症；etc…	YES	64	否	2 级
pathology_id_number	术后病理号	varchar	字符	YES	20	是	2 级
tumor_area_left	肿瘤面积左	int	数值	YES	4	否	2 级
tumor_area_right	肿瘤面积右	int	数值	YES	4	否	2 级
positive_vascular_invasion	脉管侵犯阳性：1. 是；2. 否，默认 2	char	1；2	YES	1	否	2 级
positive_margin	切缘阳性：1. 是；2. 否，默认 2	char	1；2	YES	1	否	2 级
positive_margin_top	切缘阳性-上（尿道近端）：1. 是；2. 否，默认 2	char	1；2	YES	1	否	2 级
positive_margin_bottom	切缘阳性-下（尿道近端）：1. 是；2. 否，默认 2	char	1；2	YES	1	否	2 级

字段编码	字段描述	字段类型	值域	可空	长度	传输加密	隐私等级
positive_margin_left	切缘阳性-左（外周切缘）： 1.是；2.否，默认2	char	1；2	YES	1	否	2级
positive_margin_right	切缘阳性-右（外周切缘）： 1.是；2.否，默认2	char	1；2	YES	1	否	2级
positive_margin_front	切缘阳性-前部切缘： 1.是；2.否，默认2	char	1；2	YES	1	否	2级
positive_margin_dorsal	切缘阳性-背侧切缘： 1.是；2.否，默认2	char	1；2	YES	1	否	2级
capsule_invasion	是否外周包膜突破： 1.是；2.否，默认2	char	1；2	YES	1	否	2级
capsule_invasion_left	是否外周包膜突破左： 1.是；2.否，默认2	char	1；2	YES	1	否	2级
capsule_invasion_right	是否外周包膜突破右： 1.是；2.否，默认2	char	1；2	YES	1	否	2级
neuroinvasion	神经侵犯阳性： 1.是；2.否，默认2	char	1；2	YES	1	否	2级
prostatic_urethral_positive	前列腺尿道部阳性： 1.是；2.否，默认2	char	1；2	YES	1	否	2级
seminal_vesicle_positive	精囊腺侵犯阳性： 1.是；2.否，默认2	char	1；2	YES	1	否	2级
seminal_vesicle_positive_left	精囊腺侵犯阳性-左： 1.是；2.否，默认2	char	1；2	YES	1	否	2级

（续表）

字段编码	字段描述	字段类型	值域	可空	长度	传输加密	隐私等级
seminal_vesicle_positive_right	精囊腺侵犯阳性-右：1. 是；2. 否，默认 2	char	1；2	YES	1	否	2 级
vas_deferens_positive	输精管断端阳性：1. 是；2. 否，默认 2	char	1；2	YES	1	否	2 级
vas_deferens_left	输精管断端阳性-左：1. 是；2. 否，默认 2	char	1；2	YES	1	否	2 级
vas_deferens_right	输精管断端阳性-右：1. 是；2. 否，默认 2	char	1；2	YES	1	否	2 级
lymphadenectomy	淋巴结切除结果：1. 未行；2. 阴性；3. 阳性	char	1；2；3	YES	1	否	2 级
obturator_lymph_node_left1	分区送检-闭孔-左- 1	varchar	字符	YES	11	否	2 级
obturator_lymph_node_left2	分区送检-闭孔-左- 2	varchar	字符	YES	11	否	2 级
obturator_lymph_node_right1	分区送检-闭孔-右- 1	varchar	字符	YES	11	否	2 级
obturator_lymph_node_right2	分区送检-闭孔-右- 2	varchar	字符	YES	11	否	2 级
external_iliac_lymph_node_left1	分区送检-髂外-左- 1	varchar	字符	YES	11	否	2 级
external_iliac_lymph_node_left2	分区送检-髂外-左- 2	varchar	字符	YES	11	否	2 级
external_iliac_lymph_node_right1	分区送检-髂外-右- 1	varchar	字符	YES	11	否	2 级
external_iliac_lymph_node_right2	分区送检-髂外-右- 2	varchar	字符	YES	11	否	2 级
intra_iliac_lymph_node_left1	分区送检-髂内-左- 1	varchar	字符	YES	11	否	2 级

字段编码	字段描述	字段类型	值域	可空	长度	传输加密	隐私等级
intra_iliac_lymph_node_left2	分区送检-髂内-左-2	varchar	字符	YES	11	否	2级
intra_iliac_lymph_node_right1	分区送检-髂内-右-1	varchar	字符	YES	11	否	2级
intra_iliac_lymph_node_right2	分区送检-髂内-右-2	varchar	字符	YES	11	否	2级
common_iliac_lymph_node_left1	分区送检-髂总-左-1	varchar	字符	YES	11	否	2级
common_iliac_lymph_node_left2	分区送检-髂总-左-2	varchar	字符	YES	11	否	2级
common_iliac_lymph_node_right1	分区送检-髂总-右-1	varchar	字符	YES	11	否	2级
common_iliac_lymph_node_right2	分区送检-髂总-右-2	varchar	字符	YES	11	否	2级
presacral_lymph_node1	分区送检-骶前1	varchar	字符	YES	11	否	2级
presacral_lymph_node2	分区送检-骶前2	varchar	字符	YES	11	否	2级
left_lymph_node1	整块送检-左侧1	varchar	字符	YES	11	否	2级
left_lymph_node2	整块送检-左侧2	varchar	字符	YES	11	否	2级
right_lymph_node1	整块送检-右侧1	varchar	字符	YES	11	否	2级
right_lymph_node2	整块送检-右侧2	varchar	字符	YES	11	否	2级
presacral_lymph_node1	整块送检-骶前1	varchar	字符	YES	11	否	2级
presacral_lymph_node2	整块送检-骶前2	varchar	字符	YES	11	否	2级
postoperative_G1	术后G1	varchar	字符	YES	11	否	2级
postoperative_G2	术后G2	varchar	字符	YES	11	否	2级
postoperative_Gsum	GSUM	varchar	字符	YES	11	否	2级

字段编码	字段描述	字段类型	值域	可空	长度	传输加密	隐私等级
postoperative_ISUP	ISUP 分组	varchar	字符	YES	11	否	2级
pathologic_pT2009	病理分期- pT2009	varchar	字符	YES	255	否	2级
pathologic_pN2009	病理分期- pN2009	varchar	字符	YES	255	否	2级
pathologic_pM2009	病理分期- pM2009	varchar	字符	YES	255	否	2级
pathologic_r	病理分期- R	char	1. 阴性;2. 阳性	YES	1	否	2级
CK56	CK5/6	char	字符	YES	1	否	2级
P504s	P504s	char	1. 阴性;2. 阳性	YES	1	否	2级
P63	P63	char	1. 阴性;2. 阳性	YES	1	否	2级
PSMA	PSMA	char	1. 阴性;2. 阳性	YES	1	否	2级
PSAP	PSAP	char	1. 阴性;2. 阳性	YES	1	否	2级
P53	P53	char	1. 阴性;2. 阳性	YES	1	否	2级
PIP	PIP	char	1. 阴性;2. 阳性	YES	1	否	2级
KI67	KI- 67	varchar	字符	YES	64	否	2级
CgA	CgA	char	1. 阴性;2. 阳性	YES	1	否	2级
P40	P40	char	1. 阴性;2. 阳性	YES	1	否	2级
NKX3. 1	NKX3. 1	char	1. 阴性;2. 阳性	YES	1	否	2级
ERG	ERG	char	1. 阴性;2. 阳性	YES	1	否	2级
other_pathology_remarks	其他病理描述	varchar	字符	YES	255	否	2级
radical_attachment_link	根治病理-文件链接	varchar	字符	YES	255	否	2级

第一部分 前列腺癌诊疗结构化数据集

15. 放射治疗

模块名称	参 考 标 准
放射治疗 radiation_therapy	《吴阶平泌尿外科学》[21]，*Campbell-Walsh-Wein Urology*[20] 等专著；GB/T 39725 – 2020，WS 363.10 – 2011，WS/T 500.9 – 2016，WS/T 500.8 – 2016 等国家及行业标准[7,16-18]；《中国泌尿外科和男科疾病诊断治疗指南》，*EAU-EANM-ESTRO -ESUR-SIOG Guidelines on Prostate Cancer*，*NCCN Guidelines：Prostate Cancer* 等指南推荐[3-4,6]

字段编码	字段描述	字段类型	值域	可空	长度	传输加密	隐私等级
radiation_therapy_objective	放疗目的	char	字符	NO	11	否	2级
radiation_therapy_mode	放疗方式	varchar	字符	YES	64	否	2级
radiation_auto_label	自动标识	varchar	字符	—	255	—	2级
start_date	开始日期	datetime	YYYY – MM – DD	YES	—	是	2级
end_date	结束日期	datetime	YYYY – MM – DD	YES	—	是	2级
complication	并发症	varchar	字符	YES	255	否	2级
remarks	备注	varchar	字符	YES	255	否	2级
radiation_therapy_region	放疗部位	varchar	字符	YES	64	否	2级
radiation_therapy_single_dose	放疗单次剂量	varchar	字符	YES	20	否	2级
radiation_therapy_fraction	放疗次数	varchar	字符	YES	20	是	2级
radiation_therapy_total_dose	放疗总剂量（Gy）	varchar	字符	YES	20	是	2级
other_region	其他照射部位	varchar	字符	YES	64	否	2级

字段编码	字段描述	字段类型	值域	可空	长度	传输加密	隐私等级
other_single_dose	其他单次剂量	varchar	字符	YES	20	否	2级
other_frequency	其他次数	varchar	字符	YES	20	是	2级
other_total_dose	其他总剂量（Gy）	varchar	字符	YES	255	是	2级

16. 局灶/局部治疗——姑息性 TUR

模块名称	参 考 标 准
局灶/局部治疗——姑息性 TUR focal_local_palliative_TUR	《吴阶平泌尿外科学》[21]，*Campbell-Walsh-Wein Urology*[20] 等专著；GB/T 39725 - 2020，WS 363.10 - 2011，WS/T 500.9 - 2016，WS/T 500.8 - 2016 等国家及行业标准[7,16-18]；《中国泌尿外科和男科疾病诊断治疗指南》，*EAU-EANM-ESTRO -ESUR-SIOG Guidelines on Prostate Cancer*，*NCCN Guidelines*：*Prostate Cancer* 等指南推荐[3-4,6]

字段编码	字段描述	字段类型	值域	可空	长度	传输加密	隐私等级
TUR_date	日期	datetime	YYYY - MM - DD	YES	—	否	2级
pathology_id_number	病理号	varchar	字符	YES	20	否	2级
TUR_reason	姑息性 TUR 原因	varchar	PCa -血尿；BPH；PCa -梗阻；PCa -取组织；BPH -术后病理 PCa	YES	64	否	2级
global_pathological_type	姑息性 TUR 病理	varchar	前列腺腺癌；导管腺癌；前列腺腺泡腺癌；尿路上皮癌；肉瘤；鳞状细胞癌；神经内分泌癌；导管内癌（IDC - P）；基底细胞癌；高级别 PIN；不典型小腺泡增生（ASAP）；慢性炎症；疑似前列腺腺泡；良性前列腺增生；良性前列腺增生伴慢性炎症；etc…	YES	64	否	2级
G1	G1	varchar	字符	YES	10	否	2级
G2	G2	varchar	字符	YES	10	否	2级
Gsum	Gsum	varchar	字符	YES	10	否	2级
ISUP	ISUP	varchar	字符	YES	10	否	2级

字段编码	字段描述	字段类型	值域	可空	长度	传输加密	隐私等级
CK56	CK5/6	char	1. 阴性；2. 阳性	YES	1	否	2级
P504s	P504s	char	1. 阴性；2. 阳性	YES	1	否	2级
P63	P63	char	1. 阴性；2. 阳性	YES	1	否	2级
PSMA	PSMA	char	1. 阴性；2. 阳性	YES	1	否	2级
PSAP	PSAP	char	1. 阴性；2. 阳性	YES	1	否	2级
P53	P53	char	1. 阴性；2. 阳性	YES	1	否	2级
PIP	PIP	char	1. 阴性；2. 阳性	YES	1	否	2级
KI67	KI-67	varchar	字符	YES	64	否	2级
CgA	CgA	char	1. 阴性；2. 阳性	YES	1	否	2级
P40	P40	char	1. 阴性；2. 阳性	YES	1	否	2级
NKX3_1	NKX3.1	char	1. 阴性；2. 阳性	YES	1	否	2级
ERG	ERG	char	1. 阴性；2. 阳性	YES	1	否	2级
other_pathology_remarks	其他病理描述	varchar	字符	YES	255	否	2级

第一部分 前列腺癌诊疗结构化数据集

17. 局灶/局部治疗——冷冻治疗

模块名称	参 考 标 准
局灶/局部治疗——冷冻治疗 focal_local_cryo	《吴阶平泌尿外科学》[21]，*Campbell-Walsh-Wein Urology*[20] 等专著；GB/T 39725 - 2020，WS 363.10 - 2011，WS/T 500.9 - 2016，WS/T 500.8 - 2016 等国家及行业标准[7,16-18]；《中国泌尿外科和男科疾病诊断治疗指南》，*EAU-EANM-ESTRO-ESUR-SIOG Guidelines on Prostate Cancer*，*NCCN Guidelines：Prostate Cancer* 等指南推荐[3-4,6]

字段编码	字段描述	字段类型	值域	可空	长度	传输加密	隐私等级
cryotherapy	是否冷冻治疗：1. 是；2. 否，默认 1	char	1；2	YES	1	否	2级
cryotherapy_id	冷冻治疗 id	int	数值	NO	11	否	2级
cryo_surgery_date	手术日期	datetime	YYYY - MM - DD	YES	—	是	2级
surgeons	术者	varchar	字符	YES	20	是	2级
cryo_surgery_type	术式	char	字符	YES	1	是	2级
amount_of_bleeding	出血量(ml)	varchar	字符	YES	10	是	2级
amount_of_transfusion	输血量(ml)	varchar	字符	YES	10	是	2级
procedure_time	手术时间(min)	varchar	字符	YES	10	否	2级
anesthesia_time	麻醉时间(min)	varchar	字符	YES	10	否	2级
stop_procedure	是否停止手术，1. 是；2. 否，默认 2	char	1；2	YES	1	否	2级
stop_procedure_reason	停止手术原因	varchar	字符	YES	255	否	2级

字段编码	字段描述	字段类型	值域	可空	长度	传输加密	隐私等级
cryotherapy_remarks	冷冻治疗其他备注	varchar	字符	YES	255	否	2级
intraoperative_complications	术中并发症	varchar	字符	YES	255	是	2级
procedure_approach	入路	varchar	字符	YES	10	是	2级
needles_applied	针数	varchar	字符	YES	11	否	2级
left_lobe	左	varchar	字符	YES	10	否	2级
right_lobe	右	varchar	字符	YES	10	否	2级
first_cycle_time	第一循环冷冻时间（min）	varchar	字符	YES	10	是	2级
second_cycle_time	第二循环冷冻时间（min）	varchar	字符	YES	10	是	2级
postoperative_complications	术后并发症	varchar	字符	YES	255	是	2级
catheter_start_date	导尿管插入日期	datetime	YYYY-MM-DD	YES	—	是	2级
catheter_end_date	导尿管拔出日期	datetime	YYYY-MM-DD	YES	—	否	2级
catheterization_days	导尿管留置天数（天）	varchar	字符	YES	11	否	2级
hospital-stay	住院时长（天）	varchar	字符	YES	10	是	2级
remarks	备注	varchar	字符	YES	255	是	2级

18. 雄激素剥夺治疗（ADT）

模块名称	参　考　标　准
雄激素剥夺治疗（ADT） androgen_deprivation_therapy	国家基本医疗保险、工伤保险和生育保险药品目录（2021 年）[33]；GB/T 39725 - 2020，WS/T 500.4 - 2016，WS/T 500.8 - 2016，WS 363.16 - 2011 等国家及行业标准[7,18,34-35]；《中国泌尿外科和男科疾病诊断治疗指南》，*EAU-EANM-ESTRO -ESUR-SIOG Guidelines on Prostate Cancer*，*NCCN Guidelines：Prostate Cancer*，*Guidelines for ATC classification and DDD assignment 2022* 等指南推荐[3,5-6,36]

字段编码	字段描述	字段类型	值域	可空	长度	传输加密	隐私等级
ADT_cycle_id	治疗循环	int	数值	NO	11	—	2级
ADT_sub_cycle_id	药物切换	int	数值	NO	11	—	2级
ADT_auto_label	自动标识	varchar	字符	—	255		2级
ADT_objective	治疗目的	char	术前新辅助 ADT；术后辅助 ADT；放疗联合 ADT；生化复发后 ADT；普通 ADT；生化/临床复发后 ADT；化疗联合 ADT	YES	11	否	2级
start_date	开始日期	datetime	YYYY - MM - DD	YES	—	否	2级
end_date	结束日期	datetime	YYYY - MM - DD	YES	—	否	2级
treat_on_days	用药天数	int	数值	YES	11	否	2级
treat_off_days	停药天数	int	数值	YES	11	否	2级
ADT_shift_date	切换日期	datetime	YYYY - MM - DD	YES	—	否	2级
castration_methods	去势方式	varchar	曲普瑞林-达菲林 3.75 mg - 1 月剂型-益普生 曲普瑞林-达菲林 15 mg - 3 月剂型-益普生 曲普瑞林-达菲林 22.5 mg - 6 月剂型-益普生	YES	64	否	2级

字段编码	字段描述	字段类型	值域	可空	长度	传输加密	隐私等级
castration_methods	去势方式	varchar	戈舍瑞林-诺雷得 3.6 mg-1 月剂型-阿斯利康 戈舍瑞林-诺雷得 10.8 mg-3 月剂型-阿斯利康 亮丙瑞林-抑那通 3.75 mg-1 月剂型-武田 亮丙瑞林-抑那通 11.25 mg-3 月剂型-武田 亮丙瑞林-贝依 3.75 mg-丽珠 亮丙瑞林-博恩诺康 3.75 mg-博恩特 曲普瑞林-达必佳 3.75 mg-辉凌 地加瑞克-费蒙格 80 mg-辉凌 地加瑞克-费蒙格 120 mg-辉凌 外科去势	YES	64	否	2 级
androgen_receptor_antagonist	雄激素受体拮抗剂	varchar	氟他胺-福至尔 250 mg-先灵葆雅 氟他胺-帝益(氟他胺片)250 mg-天士力 氟他胺-帝益(氟他胺胶囊)0.125 g-天士力 氟他胺-氟他胺片 0.25 g-复旦 氟他胺-其他 比卡鲁胺-岩列舒 50 mg-振东 比卡鲁胺-康士得 50 mg-阿斯利康 比卡鲁胺-康士得 150 mg-阿斯利康 比卡鲁胺-双益安 50 mg-复旦 比卡鲁胺-比卡鲁胺片 50 mg-海正 比卡鲁胺-朝晖先 50 mg-朝辉 比卡鲁胺-其他 恩扎卢胺-安可坦 40 mg-安斯泰来 阿帕他胺-安森珂 60 mg-杨森 达罗他胺-诺倍戈 300 mg-拜耳	YES	64	否	2 级

字段编码	字段描述	字段类型	值域	可空	长度	传输加密	隐私等级
androgen_synthesis_inhibitor	雄激素合成抑制剂	varchar	阿比特龙-泽珂 250 mg -强生 阿比特龙-醋酸阿比特龙片 0.25 g -山香 阿比特龙-艾森特 0.25 g -盛迪(恒瑞) 阿比特龙-晴可舒 0.25 g -正大天晴 阿比特龙-卓容 250 mg -齐鲁制药 阿比特龙-阿比特龙 250 mg -印度 酮康唑	YES	64	否	2级
other_medicines	其他靶向雄激素-受体轴用药	varchar	雌二醇氮芥 环丙孕酮 己烯雌酚 雌莫司汀 甲羟孕酮 雌激素	YES	64	否	2级
remarks	内分泌并发症及备注	varchar	字符	YES	255	否	2级

19. 化疗

模块名称	参 考 标 准
化疗 chemotherapy	GB/T 39725‑2020，WS/T 500.4‑2016，WS/T 500.8‑2016，WS 363.16‑2011 等国家及行业标准[7,18,34-35]；《中国泌尿外科和男科疾病诊断治疗指南》,*EAU‑EANM‑ESTRO‑ESUR‑SIOG Guidelines on Prostate Cancer*，*NCCN Guidelines：Prostate Cancer*，*Guidelines for ATC classification and DDD assignment 2022* 等指南推荐[3,5-6]

字段编码	字段描述	字段类型	值域	可空	长度	传输加密	隐私等级
start_date	开始日期	datetime	YYYY‑MM‑DD	YES	—	否	2级
end_date	结束日期	datetime	YYYY‑MM‑DD	YES	—	否	2级
drug_name	药名	varchar	字符	YES	20	否	2级
product_name	品牌名称	varchar	字符	YES	20	否	2级
cycles_of_treatment	疗程	varchar	字符	YES	20	否	2级
dose	剂量	varchar	字符	YES	10	否	2级
remarks	备注	varchar	字符	YES	255	否	2级

20. 核素治疗

模块名称	参 考 标 准
核素治疗 radionuclide_therapy	GB/T 39725 - 2020，WS/T 500. 4 - 2016，WS/T 500. 8 - 2016，WS 363. 16 - 2011 等国家及行业标准[7,18,34-35]；《中国泌尿外科和男科疾病诊断治疗指南》，*EAU-EANM-ESTRO -ESUR-SIOG Guidelines on Prostate Cancer*，*NCCN Guidelines：Prostate Cancer*，*Guidelines for ATC classification and DDD assignment 2022* 等指南推荐[3,5-6]

字段编码	字段描述	字段类型	值域	可空	长度	传输加密	隐私等级
radionuclide_therapy_date	核素日期	datetime	YYYY - MM - DD	YES	—	否	2级
radionuclide_therapy_agent	核素类型	char	1. 223 - Ra(镭)； 2. 188 - Re(铼)； 3. 153 - Sm(钐)； 4. 89 - Sr(锶)	YES	64	否	2级
treatment_remarks	治疗备注	varchar	字符	YES	255	否	2级

21. 其他用药

模块名称	参 考 标 准
其他用药 other_medicines	国家基本医疗保险、工伤保险和生育保险药品目录（2021 年）[33]；GB/T 39725 - 2020，WS/T 500. 4 - 2016，WS/T 500. 8 - 2016，WS 363. 16 - 2011 等国家及行业标准[7,18,34-35]；《中国泌尿外科和男科疾病诊断治疗指南》，*EAU-EANM-ESTRO -ESUR-SIOG Guidelines on Prostate Cancer*，*NCCN Guidelines：Prostate Cancer*，*Guidelines for ATC classification and DDD assignment 2022* 等指南推荐[3,5-6]

字段编码	字段描述	字段类型	值域	可空	长度	传输加密	隐私等级
medicines_classification	药物类型	char	1. 骨保护剂；2. 勃起功能辅助药物；3. 免疫治疗药物；4. 靶向药物；5. 其他用药	YES	1	是	2 级
drug_name	药物名称	varchar	字符	YES	64	是	2 级
start_date	开始日期	datetime	YYYY - MM - DD	YES	—	否	2 级
end_date	结束日期	datetime	YYYY - MM - DD	YES	—	否	2 级
dose	剂量	varchar	字符	YES	20	否	2 级
complication	并发症	varchar	字符	YES	20	是	2 级
remarks	备注说明	varchar	字符	YES	255	是	2 级

22. 疾病复发或进展

模块名称	参 考 标 准
疾病复发/进展 recurrence_or_progression	GB/T 39725-2020,《中国泌尿外科和男科疾病诊断治疗指南》,*EAU-EANM-ESTRO -ESUR-SIOG Guidelines on Prostate Cancer*,*NCCN Guidelines：Prostate Cancer* 等标准及指南推荐[3,5-7]

字段编码	字段描述	字段类型	值域	可空	长度	传输加密	隐私等级
biochemical_recurrence_or_not	是否勾选生化复发：1. 是；2. 否	char	1;2	YES	1	否	2级
biochemical_recurrence_date	生化复发日期	datetime	YYYY-MM-DD	YES	—	是	2级
biochemical_recurrence_criteria	生化复发诊断标准	varchar	字符	YES	255	否	2级
clinical_recurrence_or_not	是否勾选临床复发/进展：1. 是；2. 否	char	1;2	YES	1	是	2级
clinical_recurrence_date	临床复发日期	datetime	YYYY-MM-DD	YES	—	否	2级
clinical_recurrence_criteria	临床复发诊断标准	varchar	字符	YES	255	是	2级
r_p_then_adt	是否勾选后续 ADT：1. 是；2. 否	char	1;2	YES	1	否	2级
r_p_then_radiation	是否勾选后续放疗：1. 是；2. 否	char	1;2	YES	1	否	2级

23. 尿道狭窄

模块名称	参 考 标 准
尿道狭窄 urethral_stricture	GB/T 39725 – 2020,《中国泌尿外科和男科疾病诊断治疗指南》,*EAU-EANM-ESTRO -ESUR-SIOG Guidelines on Prostate Cancer*,*NCCN Guidelines：Prostate Cancer* 等标准及指南推荐[3,5-7]

字段编码	字段描述	字段类型	值域	可空	长度	传输加密	隐私等级
urethral_stricture_or_not	是否勾选尿道狭窄：1.是；2.否	char	1；2	YES	1	否	2级
date_of_occurrence	发生日期	datetime	YYYY – MM – DD	YES	—	是	2级
treatment	治疗	varchar	字符	YES	255	是	2级

24. CRPC/死亡

模块名称	参 考 标 准
CRPC/死亡 CRPC_or_death	GB/T 39725 – 2020,《中国泌尿外科和男科疾病诊断治疗指南》,*EAU-EANM-ESTRO -ESUR-SIOG Guidelines on Prostate Cancer*,*NCCN Guidelines*:*Prostate Cancer* 等标准及指南推荐[3,5-7]

字段编码	字段描述	字段类型	值域	可空	长度	传输加密	隐私等级
CRPC_or_not	是否勾选 CRPC:1. 是;2. 否	char	1;2	YES	1	否	2 级
CRPC_date	CRPC 确诊日期	datetime	YYYY – MM – DD	YES	—	否	2 级
CRPC_remarks	CRPC 备注信息	varchar	字符	YES	255	否	2 级
death_or_not	是否死亡:1. 是;2. 否,默认 2	char	1;2	YES	1	是	2 级
date_of_death	死亡日期	datetime	YYYY – MM – DD	YES	—	是	2 级
died_of_prostate_cancer_or_not	是否勾选死于前列腺癌: 1. 是,2. 否	char	1;2	YES	1	否	2 级
death_other_reason	其他死亡原因	varchar	字符	YES	255	是	2 级
other_treatments	其他治疗	varchar	字符	YES	255	是	2 级

25. 生物样本

模块名称	参 考 标 准
生物样本资源 biological_sample	GB/T 39725－2020,《中华人民共和国人类遗传资源管理条例》《中国泌尿外科和男科疾病诊断治疗指南》,*EAU-EANM-ESTRO -ESUR-SIOG Guidelines on Prostate Cancer*，*NCCN Guidelines*：*Prostate Cancer* 等标准、法规及指南推荐[3,5-7]

字段编码	字段描述	字段类型	值域	可空	长度	传输加密	隐私等级
sample_tag	样本名称	varchar	字符	YES	64	否	2级
sampling_date	采集日期	datetime	YYYY－MM－DD	YES	—	是	2级
sample_type	样本类型	varchar	字符	YES	64	是	2级
sample_number	样本数量	varchar	字符	YES	20	否	2级
sample_remarks	样本备注	varchar	字符	YES	255	否	2级

26. 随访记录

模块名称	参 考 标 准
随访情况 follow_up_data	GB/T 39725 – 2020，WS/T 459 – 2018，WS/T 500.7 – 2016，WS/T 500.52 – 2016，DB13/T 1283.1 – 2010，DB13/T 1283.2 – 2010，DB13/T 1283.3 – 2010，WS/T 500.6 – 2016 等国家、地区、行业标准[3-7,22-24,26-30]；《吴阶平泌尿外科学》，*Campbell-Walsh-Wein Urology*[20-21] 等专著；《中国泌尿外科和男科疾病诊断治疗指南》，*EAU-EANM-ESTRO-ESUR-SIOG Guidelines on Prostate Cancer*，*NCCN Guidelines：Prostate Cancer* 等指南推荐[3-6]

字段编码	字段描述	字段类型	值域	可空	长度	传输加密	隐私等级
follow_up_date	随访日期	datetime	YYYY – MM – DD	YES	—	否	2级
item_lab_PSA	检验-PSA	char	1.是；2.否	YES	1	是	2级
item_lab_testo	检验-睾酮	char	1.是；2.否	YES	1	是	2级
item_lab_tu_marker	检验-肿瘤标志物	char	1.是；2.否	YES	1	是	2级
item_lab_CBC	检验-血常规	char	1.是；2.否	YES	1	是	2级
item_lab_liver_funct	检验-肝功能	char	1.是；2.否	YES	1	是	2级
item_lab_kidney_funct	检验-肾功能	char	1.是；2.否	YES	1	是	2级
item_lab_biochemistry	检验-血生化	char	1.是；2.否	YES	1	是	2级
item_lab_testo	检验-睾酮	char	1.是；2.否	YES	1	是	2级
item_lab_others	检验-其他	char	1.是；2.否	YES	1	是	2级
lab_others_entry_code	检验项目名称	varchar	字符	YES	20	否	2级
lab_others_entry_id	检验项目编号	varchar	字符	YES	20	否	2级

字段编码	字段描述	字段类型	值域	可空	长度	传输加密	隐私等级
lab_others_entry_result	检验项目结果	varchar	字符	YES	64	否	2 级
lab_others_entry_attachment_link	检验项目附件	varchar	字符	YES	255	否	2 级
item_exam_lo_pelvic_prostate_MR	检查-前列腺/盆腔 MRI	char	1. 是；2. 否	YES	1	是	2 级
item_exam_lo_pelvic_prostate_CT	检查-前列腺/盆腔 CT	char	1. 是；2. 否	YES	1	是	2 级
item_exam_lo_DRE	检查-直肠指检	char	1. 是；2. 否	YES	1	是	2 级
item_exam_lo_TRUS	检查- TRUS	char	1. 是；2. 否	YES	1	是	2 级
item_exam_lo_UFR	检查-尿流率	char	1. 是；2. 否	YES	1	是	2 级
item_exam_wb_MR	检查-全身 MR	char	1. 是；2. 否	YES	1	是	2 级
item_exam_wb_ECT	检查-全身骨扫描	char	1. 是；2. 否	YES	1	是	2 级
item_exam_wb_PET_CT	检查-全身 PET - CT	char	1. 是；2. 否	YES	1	是	2 级
item_exam_wb_PET_MR	检查-全身 PET - MR	char	1. 是；2. 否	YES	1	是	2 级
item_exam_others	检查-其他	char	1. 是；2. 否	YES	1	是	2 级
exam_others_entry_code	检查项目名称	varchar	字符	YES	20	否	2 级
exam_others_entry_id	检查项目编号	varchar	字符	YES	20	否	2 级
exam_others_entry_result	检查项目结果	varchar	字符	YES	255	否	2 级
exam_others_entry_attachment_link	检查项目附件	varchar	字符	YES	255	否	2 级
item_evalu_ECOG	评估- ECOG	char	1. 是；2. 否	YES	1	是	2 级
item_evalu_IPSS	评估- IPSS	char	1. 是；2. 否	YES	1	是	2 级

字段编码	字段描述	字段类型	值域	可空	长度	传输加密	隐私等级
item_evalu_RECIST	评估-RECIST	char	1.是；2.否	YES	1	是	2级
item_evalu_continence	评估-尿控功能	char	1.是；2.否	YES	1	是	2级
item_evalu_勃起功能	评估-勃起功能	char	1.是；2.否	YES	1	是	2级
item_evalu_VAS	评估-VAS	char	1.是；2.否	YES	1	是	2级
item_evalu_FACT_P	评估-FACT-P	char	1.是；2.否	YES	1	是	2级
item_evalu_UDS	评估-尿动力学	char	1.是；2.否	YES	1	是	2级
item_evalu_ICIQ	评估-ICIQ-SF	char	1.是；2.否	YES	1	是	2级
item_evalu_EPIC-CP	评估-EPIC-CP	char	1.是；2.否	YES	1	是	2级
evalu_others_entry_code	评估项目名称	varchar	字符	YES	20	否	2级
evalu_others_entry_result	评估项目结果	varchar	字符	YES	255	否	2级
item_disease_events	病情及治疗变化	varchar	字符	YES	255	否	2级
follow_up_notes	随访备注	varchar	字符	YES	255	否	2级

27. 快速随访记录

模块名称	参 考 标 准
快速随访记录 quick_follow_up_events	GB/T 39725 - 2020，WS/T 459 - 2018，WS/T 500.7 - 2016，DB13/T 1283.1 - 2010，DB13/T 1283.2 - 2010，DB13/T 1283.3 - 2010，WS/T 500.6 - 2016 等国家、地区、行业标准[3-7,22-24,27-30]；《吴阶平泌尿外科学》，*Campbell-Walsh-Wein Urology*[20-21] 等专著；《中国泌尿外科和男科疾病诊断治疗指南》，*EAU-EANM-ESTRO -ESUR-SIOG Guidelines on Prostate Cancer*，*NCCN Guidelines：Prostate Cancer* 等指南推荐[3-6]

字段编码	字段描述	字段类型	值域	可空	长度	传输加密	隐私等级
events_date	快速随访日期	datetime	YYYY - MM - DD	NO	—	否	2级
PSA	psa 检验- PSA	varchar	字符	YES	10	是	2级
fPSA	psa 检验- fPSA	varchar	字符	YES	10	否	2级
testo_μg/L	睾酮检验-睾酮 μg/L	varchar	字符	YES	10	否	2级
testosterone_nmol/L	睾酮检验-睾酮 nmol/L	varchar	字符	YES	10	是	2级
disease_or_treatment_events	病情及治疗变化	varchar	字符	YES	64	是	2级
quick_follow_up_notes	快速随访备注	varchar	字符	YES	64	否	2级

28. 数据检视及质疑

模块名称	参 考 标 准
数据检视及质疑 inspection_and_query_nodal_point	《吴阶平泌尿外科学》, *Campbell-Walsh-Wein Urology*[20-21]等专著;《中国泌尿外科和男科疾病诊断治疗指南》, *EAU-EANM-ESTRO -ESUR-SIOG Guidelines on Prostate Cancer*,*NCCN Guidelines：Prostate Cancer* 等指南推荐[3-6]

字段编码	字段描述	字段类型	值域	可空	长度	传输加密	隐私等级
np_type	节点类型	varchar	字符	NO	20	否	1级
np_description	节点描述	varchar	字符	NO	255	否	1级
query_time	检视/质疑时间	datetime	YYYY‐MM‐DD	NO	—	否	1级
update_time	更新时间	datetime	YYYY‐MM‐DD	NO	—	否	1级

29. 疾病特征节点(自动)

模块名称	参 考 标 准
疾病特征节点 disease_status_nodal_point	GB/T 39725 - 2020，WS/T 459 - 2018，WS/T 500.7 - 2016，DB13/T 1283.1 - 2010，DB13/T 1283.2 - 2010，DB13/T 1283.3 - 2010，WS/T 500.6 - 2016 等国家、地区、行业标准[3-7,22-24,27-30]；《吴阶平泌尿外科学》，*Campbell-Walsh-Wein Urology* 等专著[20-21]；《中国泌尿外科和男科疾病诊断治疗指南》，*EAU-EANM-ESTRO-ESUR-SIOG Guidelines on Prostate Cancer*，*NCCN Guidelines：Prostate Cancer* 等指南推荐[3-6]

字段编码	字段描述	字段类型	值域	可空	长度	传输加密	隐私等级
authorize_or_not	授权与否	char	1.是；2.否	—	1	否	2级
diagnosis_or_not	满足确诊条件与否	char	1.是；2.否	—	1	否	2级
PSA_at_diagnosis_or_not	有否确诊 PSA	char	1.是；2.否	—	1	否	2级
non_MRI_target_bx_or_not	普通兴趣点穿刺与否	char	1.是；2.否	—	1	是	2级
MRI_fusion_bx_or_not	MRI 融合穿刺与否	char	1.是；2.否	—	1	否	2级
MRI_targeted_bx_or_not	MRI 靶向穿刺与否	char	1.是；2.否	—	1	是	2级
c_staging_or_not	具备临床分期与否	char	1.是；2.否	—	1	否	2级
radical_surgery_or_not	根治手术与否	char	1.是；2.否	—	1	否	2级
radiation_therapy_or_not	放射治疗与否	char	1.是；2.否	—	1	否	2级
BCR_or_not	生化复发与否	char	1.是；2.否	—	1	否	2级
CCR_or_not	临床复发进展与否	char	1.是；2.否	—	1	否	2级
ADT_or_not	ADT 与否	char	1.是；2.否	—	1	否	2级

字段编码	字段描述	字段类型	值域	可空	长度	传输加密	隐私等级
CRPC_or_not	CRPC 与否	char	1. 是；2. 否	—	1	否	2 级
chemotherapy_or_not	化疗与否	char	1. 是；2. 否	—	1	否	2 级
radionuclide_therapy_or_not	核素治疗与否	char	1. 是；2. 否	—	1	否	2 级
TUR_or_not	TUR 与否	char	1. 是；2. 否	—	1	否	2 级
death_or_not	死亡与否	char	1. 是；2. 否	—	1	否	2 级

30. Partin Tables(预测工具)

模块名称	参 考 标 准
预测工具——Partin_Tables predict_tools_partin_tables	《吴阶平泌尿外科学》,*Campbell-Walsh-Wein Urology* 等专著[20-21];《中国泌尿外科和男科疾病诊断治疗指南》,*EAU-EANM-ESTRO-ESUR-SIOG Guidelines on Prostate Cancer*,*NCCN Guidelines:Prostate Cancer* 等指南推荐[3-6];*Partin Tables(1997)*,*Partin Tables(2001)*[37-38];*The newer the better? Comparison of the 1997 and 2001 partin tables for pathologic stage prediction of prostate cancer in China*[39]

字段编码	字段描述	字段类型	值域	可空	长度	传输加密	隐私等级
G1	主要 GS	varchar	字符	NO	10	否	2级
G2	次要 GS	varchar	字符	NO	10	否	2级
PSA	确诊时 PSA	varchar	字符	NO	10	否	2级
clinical_stages	临床分期	varchar	字符	NO	10	否	2级
organ_confined_disease_97	器官局限-97	int	数值	—	2	否	2级
extra_prostatic_extension_97	包膜侵犯-97	int	数值	—	2	否	2级
seminal_vesicle_invasion_97	精囊侵犯-97	int	数值	—	2	否	2级
lymph_node_invasion_97	淋巴转移-97	int	数值	—	2	否	2级
organ_confined_disease_01	器官局限-01	int	数值	—	2	否	2级
extra_prostatic_extension_01	包膜侵犯-01	int	数值	—	2	否	2级
seminal_vesicle_invasion_01	精囊侵犯-01	int	数值	—	2	否	2级
lymph_node_invasion_01	淋巴转移-01	int	数值	—	2	否	2级

31. Briganti Nomogram（预测工具）

模块名称	参 考 标 准
预测工具- Briganti nomogram prediction_tools_Briganti_nomogram	《吴阶平泌尿外科学》,*Campbell-Walsh-Wein Urology* 等专著[20-21] ;《中国泌尿外科和男科疾病诊断治疗指南》,*EAU-EANM-ESTRO -ESUR-SIOG Guidelines on Prostate Cancer*,*NCCN Guidelines：Prostate Cancer* 及指南推荐[3-6];*Briganti Nomograms（2006）*,*Briganti Nomograms（2012）*,*Briganti Nomograms（2019）*[40-42]

字段编码	字段描述	字段类型	值域	可空	长度	传输加密	隐私等级
PSA	PSA	varchar	字符	NO	10	否	1级
clinical_stages	临床分期	varchar	字符	YES	10	否	1级
clinical_stages_MRI	MRI -临床分期	varchar	字符	YES	10	否	1级
G1	主要 Gleason 评分	varchar	字符	YES	10	否	1级
G2	次要 Gleason 评分	varchar	字符	YES	10	否	1级
G-sum	Gleason 总分	varchar	字符	YES	10	否	1级
ISUP-group	ISUP 分组	varchar	字符	—	10	否	1级
positive_cores_percentage	阳性针数百分比	int	数值	YES	2	否	1级
cs_cores_percentage	高分针数百分比	int	数值	YES	2	否	1级
pirads_score	Pirads 评分	int	1～5	YES	1	否	1级
diameter_index_lesion	代表性病灶直径	int	数值	YES	2	否	1级
briganti_v1_points	Briganti points V1	int	0～220	—	4	否	1级
predict_result_v1	预测结果（V1）	varchar	字符	—	4	否	1级

字段编码	字段描述	字段类型	值域	可空	长度	传输加密	隐私等级
briganti_v2_points	Briganti points V2	int	0～350	—	4	否	1级
predict_result_v2	预测结果（V2）	varchar	字符	—	4	否	1级
briganti_v3_points	Briganti points V3	int	0～220	—	4	否	1级
predict_result_v3	预测结果（V3）	varchar	字符	—	4	否	1级

第一部分 前列腺癌诊疗结构化数据集

32. 常用量表评估工具

模块（子模块）名称	参考标准
常用量表评估工具 questionnaire_evaluation	
子模块：ECOG 体能状况评估 qe_ecog_performance_status	
子模块：VAS 疼痛视觉模拟评分量表 qe_VAS_pain_score	
子模块：RECIST 实体瘤疗效评价 qe_RECIST_evaluation	
子模块：国际前列腺症状评分及生活质量评分 qe_IPSS_qol_score	《吴阶平泌尿外科学》,*Campbell-Walsh-Wein Urology*,前列腺疾病 100 问（第四版）》等专著[20-21,43]；《中国泌尿外科和男科疾病诊断治疗指南》,*EAU-EANM-ESTRO-ESUR-SIOG Guidelines on Prostate Cancer*, *NCCN Guidelines：Prostate Cancer* 等指南推荐[3-6] 不同子模块对应不同评估量表,各评估量表参考原始文献[44-48]
子模块：IIEF-5 国际勃起功能指数评估表 qe_IIEF_5	
子模块：ICIQ-SF 国际尿失禁问卷简表 qe_ICIQ_short_form	
子模块：EPIC-CP 扩展前列腺综合指数（临床实践版） qe_EPIC_clinical_practice	
子模块：FACT-P 前列腺癌治疗功能评估表 qe_FACT_prostate	
子模块：排尿日记及尿垫试验记录表 voiding_diary_padding_test	

字段编码	字段描述	字段类型	值域	可空	长度	传输加密	隐私等级
evaluation_serial_number	评估序号	int	数值	—	4	否	2级
evaluation_date	评估日期	datetime	YYYY－MM－DD	NO	—	否	2级
evaluation_type	评估类型	varchar	字符	NO	64	否	2级
evaluation_summary	评估结果	varchar	字符	—	255	否	2级
evaluation_notes	评估备注	varchar	字符	NO	64	否	2级

不同量表（子模块）的数据元设置，详见本书"第二部分：常用评估量表及数据元映射"。

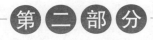

常用评估量表及数据元映射

0. 量表样例及映射说明

前列腺癌的致命程度及临床侵袭性一般较其他实体肿瘤低,是一种典型的"慢癌",其诊治过程可长达十几年甚至几十年。在漫长的肿瘤治疗过程中,由于可选的诊疗手段众多、庞杂,在进行临床决策时除了要考虑疾病控制效果以外,还需特别评估可选方案对患者生活质量及心理等方面造成的影响。

此外,非肿瘤直接相关的各类评估,在前列腺癌患者的全程管理及随访工作中也占有越来越重要的地位,这一点从各国最新版《前列腺癌临床诊疗指南》的变迁中明显地体现出来,如最新版的中国 CUA《前列腺癌临床诊疗指南》已经把前列腺癌的各类评估形成独立章节撰写。

根据前列腺癌临床诊疗指南及业界共识[3-6,20-21,43],各类评估工作均有推荐的标准评估量表,这些量表即是前列腺癌专病数据库的重要数据生产工具,其评估结果又是数据库中重要的数据组成部分。有鉴于此,为了使数据库设计者及使用者能够深入理解此类评估量表与数据库的内在逻辑关系,本部分特参考相关专业文献,列举前列腺癌临床诊疗中的常用评估量表,并详细说明各量表结构与数据集字段(数据元)的映射关系,以期协助使用者培养良好的量表使用及数据采集习惯。

1. ECOG 体能状况评估

<table>
<tr><td colspan="3">ECOG 体能状况评估量表（ZPS－5分法）
请您回忆最近7天里自己的体能状况，并且对照下列各项描述，选出最贴近的一项在最右侧打勾。</td></tr>
<tr><td>评分</td><td>体能状况说明</td><td></td></tr>
<tr><td>0</td><td>活动能力完全正常，与起病前活动能力无任何差异。</td><td>□</td></tr>
<tr><td>1</td><td>症状轻，能自由走动及从事轻体力活动，包括一般家务或办公室工作。</td><td>□</td></tr>
<tr><td>2</td><td>能耐受肿瘤症状，生活自理，能从事轻体力活动，白天卧床时间不超过50％。</td><td>□</td></tr>
<tr><td>3</td><td>肿瘤症状重，白天卧床时间超过50％，但还能起床站立，部分生活自理。</td><td>□</td></tr>
<tr><td>4</td><td>肿瘤症状严重，卧床不起，生活不能自理。</td><td>□</td></tr>
<tr><td>5</td><td>死亡。</td><td>□</td></tr>
</table>

该量表在子模块"ECOG 体能状况评估"中字段映射关系如下：

字段编码	字段描述	字段类型	值域	可空	长度	传输加密	隐私等级
ECOG_result	ECOG 评分	int	0：活动能力完全正常，与起病前活动能力无任何差异 1：症状轻，能自由走动及从事轻体力活动，包括一般家务或办公室工作 2：能耐受肿瘤症状，生活自理，能从事轻体力活动，白天卧床时间不超过50％ 3：肿瘤症状重，白天卧床时间超过50％，但还能起床站立，部分生活自理 4：肿瘤症状严重，卧床不起，生活不能自理 5：死亡	NO	1	否	2级

2. VAS 疼痛视觉模拟评分量表

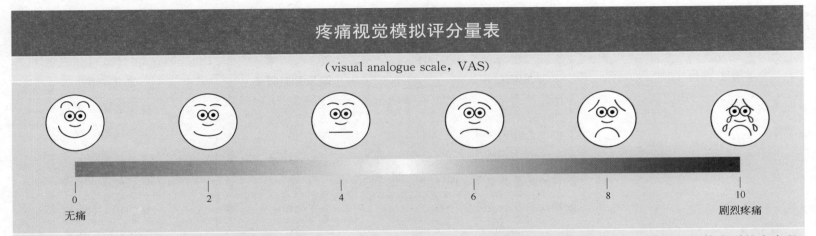

上图中一条 10 cm 的直线上,最左侧一端表示"完全无痛(0)",另一端表示"能够想象到的最剧烈的疼痛(10)"。请您根据体会到的疼痛程度,在直线上相应的位置指出。评估结果对应 0~10 之间的整数,数字与疼痛程度相互对应如下——0:无疼痛;1~3:轻度疼痛;4~6:中度疼痛;7~10:重度疼痛。

该量表在子模块"VAS 疼痛视觉模拟评分量表"中字段映射关系如下:

字段编码	字段描述	字段类型	值域	可空	长度	传输加密	隐私等级
VAS_result	VAS疼痛评分结果	int	0~10	NO	2	否	2级

3. RECIST 实体瘤疗效评价

RECIST 实体瘤疗效评价（V 1.1） CR：完全缓解；PR：部分缓解；SD：疾病稳定；PD：疾病进展；NE：无法评价			
靶病灶评估	**非靶病灶评估**	**新发病灶评估**	**总体评价**
CR	CR	无	完全缓解（CR）
CR	非 CR，且非 PD	无	部分缓解（PR）
CR	无法评估	无	部分缓解（PR）
PR	非 PD，或者不能完全评估	无	部分缓解（PR）
SD	非 PD，或者不能完全评估	无	疾病稳定（SD）
不能完全评估	非 PD	无	无法评价（NE）
PD	任何	有或无	疾病进展（PD）
任何	PD	有或无	疾病进展（PD）
任何	任何	有	疾病进展（PD）

该量表在子模块"RECIST 实体瘤疗效评价"中字段映射关系如下：

字段编码	字段描述	字段类型	值域	可空	长度	传输加密	隐私等级
evaluation_target_lesion	靶病灶评估	varchar	CR PR SD PD 不能完全评估	NO	20	否	2级
evaluation_nontarget_lesion	非靶病灶评估	varchar	CR PR SD PD 不能完全评估	NO	20	否	2级
evaluation_new_lesion	新发病灶评估	varchar	有 无	NO	20	否	2级
overall_response	总体评价	varchar	完全缓解（CR） 部分缓解（PR） 疾病稳定（SD） 疾病进展（PD） 无法评价（NE）	—	20	否	2级

4. IPSS 国际前列腺症状评分及生活质量评分量表

国际前列腺症状评分及生活质量评分（IPSS＆QoL）							
在最近一个月内,您是否有以下症状?	无	少于1/5	少于半数	大约半数	多于半数	几乎每次	症状评分
1. 是否经常有尿不尽感?	0	1	2	3	4	5	【 】
2. 两次排尿间隔是否经常小于两小时?	0	1	2	3	4	5	【 】
3. 是否经常有间断性排尿的现象?	0	1	2	3	4	5	【 】
4. 是否经常有一旦想排尿就不能等待的现象?	0	1	2	3	4	5	【 】
5. 是否有尿线变细、无力的现象?	0	1	2	3	4	5	【 】
6. 是否需要用力才能开始排出小便?	0	1	2	3	4	5	【 】
7. 从入睡到晨起之间,一般需要起来排尿几次?	没有 0	1次 1	2次 2	3次 3	4次 4	5次及以上 5	【 】
						前列腺症状评分总计为(IPSS):	_____
8. 如果在您今后的生活中始终伴有现在的排尿症状,您认为如何?	高兴 0	满意 1	大致满意 2	还可以 3	不太满意 4	苦恼 5	很糟 6
						生活质量评分为(QoL):	_____

该量表在子模块"国际前列腺症状评分及生活质量评分"中字段映射关系如下：

字段编码	字段描述	字段类型	值域	可空	长度	传输加密	隐私等级
ipss_incomp_empty	排空障碍	int	0～5	NO	1	否	2级
ipss_frequency	尿频症状	int	0～5	NO	1	否	2级
ipss_intermittency	尿流中断	int	0～5	NO	1	否	2级
ipss_urgency	尿急症状	int	0～5	NO	1	否	2级
ipss_weak_stream	尿线变细	int	0～5	NO	1	否	2级
ipss_straining	排尿费力	int	0～5	NO	1	否	2级
ipss_nocturia	夜尿次数	int	0～5	NO	1	否	2级
ipss_sum	IPSS总分	int	0～35	—	2	否	2级
ipss_category	严重程度（根据 ipss_sum 分层）：0～7 分为轻度症状；8～19 分为中度症状；20～35 分为重度症状	char	重度症状；中度症状；轻度症状	—	10	否	2级
quality_of_life	生活质量评分	int	0～6	NO	1	否	2级

5. IIEF-5 国际勃起功能指数评估表

在过去6个月内,您是否有以下症状?	0分	1分	2分	3分	4分	5分	得分
国际勃起功能指数评估表(IIEF-5)							
1. 您对获得勃起和维持勃起的自信程度如何?	无	很低	低	中等	高	很高	【 】
2. 您受到性刺激而有阴茎勃起时,有多少次能够插入?	无性活动	几乎没有或完全没有	少数几次(远少于一半时候)	有时(约一半时候)	大多数时候(远多于一半时候)	几乎总是或总是	【 】
3. 您性交时,阴茎插入后有多少次能够维持勃起状态?	没有尝试性交	几乎没有或完全没有	少数几次(远少于一半时候)	有时(约一半时候)	大多数时候(远多于一半时候)	几乎总是或总是	【 】
4. 您性交时,维持阴茎勃起至性交完成,有多大困难?	没有尝试性交	困难极大	困难很大	困难	有点困难	不困难	【 】
5. 您性交时,有多少次感到满足?	没有尝试性交	几乎或完全没有	少数几次(远少于一半时候)	有时(约一半时候)	大多数时候(远多于一半时候)	几乎总是或总是	【 】

IIEF-5 总分:_____

该量表在子模块"国际勃起功能指数评估表（IIEF-5）"中字段映射关系如下：

字段编码	字段描述	字段类型	值域	可空	长度	传输加密	隐私等级
confidence	在过去 6 个月内，您对获得勃起和维持勃起的自信程度如何？	int	0～5	YES	1	否	2 级
stiffness	在过去 6 个月内，您受到性刺激后，有多少次阴茎能坚挺地进入阴道？	int	0～5	YES	1	否	2 级
persistence	在过去 6 个月内，您性交时，有多少次能在进入阴道后维持阴茎勃起？	int	0～5	YES	1	否	2 级
difficulty	在过去 6 个月内，您性交时，保持勃起至性交完毕有多大困难？	int	0～5	YES	1	否	2 级
satisfaction	在过去 6 个月内，您性交时，有多少次感到满足？	int	0～5	YES	1	否	2 级
IIEF_sum	IIEF-5 总分	int	0～24	—	2	否	2 级
IIEF_category	严重程度（根据 sum_score 分层）：0～7 分为重度勃起功能障碍；8～11 分为中度勃起功能障碍；12～21 分为轻度勃起功能障碍；22～24 分为无勃起功能障碍	char	重度;中度;轻度;无	—	10	否	2 级

6. ICIQ－SF 国际尿失禁问卷简表

	国际尿失禁问卷简表(ICIQ－SF)	
问题	回　答	填写评分
1. 您漏尿的次数？	0：从来不漏尿 1：一星期大约漏尿 1 次或经常不到 1 次 2：一星期漏尿 2 次或 3 次 3：每天大约漏尿 1 次 4：一天漏尿数次 5：一直漏尿	【　】
2. 在通常情况下，您的漏尿量是多少？	0：不漏尿 2：少量漏尿 4：中等量漏尿 6：大量漏尿	【　】
3. 总体上看，漏尿对您日常生活影响程度如何？	0 表示没有影响，10 表示有很大影响 请从 0～10 之间选择一个整数用来反映影响程度的大小	【　】
您会在什么时候发生漏尿？（在方框中勾选所有适合您情况的选项）	□ 从不漏尿　　　　　　　　　□ 在活动或体育运动时漏尿 □ 未能到达厕所就会有尿液漏出　□ 在小便完或穿好衣服时漏尿 □ 在咳嗽或打喷嚏时漏尿　　　□ 在没有明显理由的情况下漏尿 □ 在睡着时漏尿　　　　　　　□ 在所有的时间内漏尿	ICIQ 总分：□

该量表在子模块"ICIQ‐SF 国际尿失禁问卷简表"中字段映射关系如下：

字段编码	字段描述	字段类型	值域	可空	长度	传输加密	隐私等级
how_often	漏尿次数	int	0～5	YES	1	否	2级
leakage_volume	漏尿量	int	0；2；4；6	YES	1	否	2级
life_interfere	漏尿影响	int	0～10	YES	2	否	2级
ICIQ_SF_sum	ICIQ 总分	int	数值	—	2	否	2级
leakage_when_never	从不漏尿	char	1.是；2.否（默认为否）	YES	1	否	2级
leakage_when_urgent	未能到达厕所就会有尿液漏出	char	1.是；2.否（默认为否）	YES	1	否	2级
leakage_when_cough	在咳嗽或打喷嚏时漏尿	char	1.是；2.否（默认为否）	YES	1	否	2级
leakage_when_sleep	在睡着时漏尿	char	1.是；2.否（默认为否）	YES	1	否	2级
leakage_when_activity	在活动或体育运动时漏尿	char	1.是；2.否（默认为否）	YES	1	否	2级
leakage_when_uri_end	在小便完或穿好衣服时漏尿	char	1.是；2.否（默认为否）	YES	1	否	2级
leakage_when_no_reason	在没有明显理由的情况下漏尿	char	1.是；2.否（默认为否）	YES	1	否	2级
leakage_when_anytime	在所有的时间内漏尿	char	1.是；2.否（默认为否）	YES	1	否	2级

7. EPIC－CP 扩展前列腺综合指数(临床实践版)

EPIC－CP 扩展前列腺综合指数(临床实践版)

1. 过去 4 周,您感觉排尿功能在您生活中是否为较严重的问题(勾选)?

□没有问题　　□很小问题　　□轻度问题　　□中度问题　　□重度问题

2. 过去 4 周以下哪一项更好地描述您的排尿控制?

0－控尿完全正常	1－偶尔会有漏尿	2－经常漏尿	4－完全控制不了	【　】

3. 如果您有漏尿症状,您平均每天需要使用多少片尿垫?

0－不使用	1－每天1 片尿垫	2－每天2 片尿垫	4－每天 3片或更多	【　】

4. 如果您有漏尿症状,漏尿对您来说是否为较严重的问题?

0－没有问题	1－很小问题	2－小问题	3－中度问题	4－大问题	【　】

问题 2～4:尿失禁症状得分(总分 12 分) [　]

5. 如果您合并以下症状,这些症状对您来说是否为较严重的问题?

	没有问题	很小问题	轻度问题	中度问题	重度问题	
a. 排尿疼痛或排尿灼烧感	0	1	2	3	4	【　】
b. 排尿无力、尿线细或排尿不净感	0	1	2	3	4	【　】
c. 尿频	0	1	2	3	4	【　】

问题 5a～5c:尿路刺激/梗阻症状评分(总分 12 分) [　]

6. 如果您合并以下症状,这些症状对您来说是否为较严重的问题?

	没有问题	很小问题	轻度问题	中度问题	大问题	
a. 下腹部疼痛或里急后重感	0	1	2	3	4	【　】
b. 排便频繁,肠道功能亢进	0	1	2	3	4	【　】
c. 排便习惯改变	0	1	2	3	4	【　】

问题 6a～6c:肠道功能/症状评分(总分 12 分) [　]

7. 您在最近性生活中对自己能否达到性高潮的满意度评价如何?

0－非常好	1－好	2－可以	3－差	4－非常不好或者没有性高潮	【　】

8. 您对于近期的阴茎勃起功能评价如何?

0－足够坚挺,可完成性生活	1－足够坚挺,可自慰或前戏	2－不够坚挺,无法完成任何性行为	4－完全无法勃起	【　】

9. 您总体感觉性功能或者性功能障碍对您日常生活来说是否为较严重的问题?

0－没有问题	1－很小问题	2－小问题	3－中度问题	4－大问题	【　】

问题 7～9:性功能评分(总分 12 分) [　]

10. 如果您合并以下症状,这些症状对您来说是否为较严重的问题?

	没有问题	很小问题	轻度问题	中度问题	重度问题	
a. 潮热感或乳房胀痛感	0	1	2	3	4	【　】
b. 感觉心情抑郁	0	1	2	3	4	【　】
c. 感觉全身乏力	0	1	2	3	4	【　】

问题 10a～10c:全身/内分泌相关症状评分(总分 12 分) [　]

前列腺癌生命质量总得分(总分 60 分) [　]

该量表在子模块"EPIC‑CP 扩展前列腺综合指数(临床实践版)"中字段映射关系如下：

字段编码	字段描述	字段类型	值域	可空	长度	传输加密	隐私等级
EPIC‑CP_incontinence_symptoms	尿失禁症状评分	int	0～12	YES	11	是	2级
EPIC‑CP_obstruction	尿道刺激/梗阻症状评分	int	0～12	YES	11	是	2级
EPIC‑CP_symptoms	肠道功能/症状评分	int	0～12	YES	11	是	2级
EPIC‑CP_sexual	性功能评分	int	0～12	YES	11	是	2级
EPIC‑CP_related_symptoms	全身/激素相关症状评分	int	0～12	YES	11	是	2级
EPIC‑CP_Qol	前列腺生命质量总分	int	0～60	YES	11	是	2级

8. FACT－P 前列腺癌治疗功能评估表

	FACT－P 前列腺癌治疗功能评估表(生理状况)					
编号	问题	选　项				得分
GP1	我精神状态不好	(4分)并没有	(3分)有时候会有这种感觉,但不经常	(2分)时常	(1分)很不好	(0分)非常严重	
GP2	我感到恶心	(4分)并没有	(3分)有时候会有这种感觉,但不经常	(2分)时常	(1分)能忍受	(0分)不能忍受	
GP3	我因为身体不好,承担家庭责任感到很困难	(4分)并没有	(3分)有时候会有这种感觉,但不经常	(2分)经常有这种感觉	(1分)已经对我造成困扰	(0分)我完全承担不了	
GP4	我感到疼痛	(4分)并没有	(3分)有一点,不用药物可以忍受	(2分)需要定期使用药物,晚上经常痛到睡不好	(1分)晚上痛到不能睡觉,甚至需要药物镇痛	(0分)已经用了很多种镇痛药物,还是痛到不能承受	
GP5	治疗的副作用使我感到不适	(4分)并没有	(3分)有时候会有这种感觉	(2分)经常有这种感觉	(1分)已经对我造成困扰	(0分)非常麻烦,受不了	
GP6	我被疾病所困扰	(4分)并没有	(3分)有时候会有这种感觉	(2分)经常有这种感觉	(1分)已经对我造成困扰	(0分)被疾病折磨到不能忍受	
GP7	我因为患病,不得不卧床休息	(4分)并没有	(3分)还行,但不能进行较重的体力活动了	(2分)生活可以自理,白天一部分时间需要躺在床上	(1分)生活部分自理,大多数时间都躺在床上	(0分)完全不能下地	
					生理状况得分		

FACT－P 前列腺癌治疗功能评估表(社会/家庭)

编号	问题	选 项					得分
GS1	我和朋友很亲近	(0 分)不和朋友们来往	(1 分)生病之后很少来往	(2 分)还好,我们关系融洽	(3 分)不错,我们的联系比较密切	(4 分)我们关系非常好,经常见面,聊得来	
GS2	家人在情感上给予我支持	(0 分)对我漠不关心	(1 分)不太关心我	(2 分)会偶尔嘘寒问暖	(3 分)会花一些精力来安慰我	(4 分)给予我很大的支持	
GS3	我得到朋友支持	(0 分)对我漠不关心	(1 分)不太关心我	(2 分)会偶尔嘘寒问暖	(3 分)会花一些精力来安慰我	(4 分)给予我很大的支持	
GS4	对于我患病的问题,我的家人已经看开了	(0 分)比我还不能承受	(1 分)虽然很难,但在尝试接受	(2 分)慢慢适应	(3 分)还行,比较正常	(4 分)完全看开了	
GS5	我满意家人对我疾病的沟通方式	(0 分)完全不满意	(1 分)不是很满意	(2 分)凑合吧	(3 分)比较满意	(4 分)非常满意	
GS6	我与自己的配偶(或给我主要支持的人)很亲近	(0 分)我们关系一点也不好	(1 分)关系不太好	(2 分)凑合吧,没什么好不好的	(3 分)还行,我们关系挺好的	(4 分)我们关系非常好	
GS7	我对自己的性生活感到满意	(0 分)完全不满意	(1 分)不是很满意	(2 分)凑合吧	(3 分)比较满意	(4 分)非常满意	
						社会/家庭状况得分	

FACT－P 前列腺癌治疗功能评估表(情感状况)

编号	问题	选 项					得分
GE1	我感到悲伤	(4分)并没有,我很开朗	(3分)有时候会有这种感觉,但不经常	(2分)时常	(1分)我很难过	(0分)难过且至极	
GE2	我满意自己处理疾病的方式	(0分)完全不满意	(1分)不是很满意	(2分)凑合吧	(3分)比较满意	(4分)非常满意	
GE3	在与疾病的抗争中,我越来越感到失望	(4分)并没有,我向来积极面对	(3分)有时候会有这种感觉,但不经常	(2分)开始失望了	(1分)越来越绝望	(0分)绝望至极	
GE4	我感到紧张	(4分)并没有,我向来积极面对	(3分)有时候会有这种感觉,但不经常	(2分)时常	(1分)挺紧张的	(0分)不能控制的紧张焦虑	
GE5	我担心自己会死	(4分)并没有,我向来积极面对	(3分)偶尔想过	(2分)时常	(1分)挺担心的	(0分)要担心死了,极度恐惧	
GE6	我担心自己的病情会恶化	(4分)并没有,我向来积极面对	(3分)偶尔想过	(2分)时常	(1分)挺担心的	(0分)要担心死了,极度恐惧	
						情感状况得分	

编号	问题	选项					得分
GF1	我能够工作(在家里工作也算)	(0 分)什么都干不了	(1 分)特别少,只能做一点点	(2 分)可以做一些轻量的工作	(3 分)我基本可以正常工作	(4 分)完全没问题	
GF2	我的工作(包括家务)令我有成就感	(0 分)完全没有	(1 分)没觉得有什么成就感	(2 分)凑合吧,有时候会有点,但不经常	(3 分)经常有成就感	(4 分)我的工作特别让我有成就感	
GF3	我能够享受生活	(0 分)叫我怎么享受	(1 分)得过且过	(2 分)尝试着努力	(3 分)还行,我要对世界充满爱	(4 分)生活给了我不一样的体验,我很享受	
GF4	我已经面对自己的疾病	(0 分)不可能,叫我怎么面对?	(1 分)学着面对	(2 分)慢慢接受	(3 分)虽然不能完全面对,但状态还好	(4 分)我很乐观积极,正视疾病	
GF5	我睡得很好	(0 分)根本睡不了觉	(1 分)只能偶尔睡一小会儿	(2 分)不是很好,经常恍恍惚惚的	(3 分)凑合,还行	(4 分)睡得很好	
GF6	我在享受我过去常做的娱乐活动	(0 分)没印象,全忘了	(1 分)偶尔会想起来	(2 分)那是一段美好的时光	(3 分)回忆起来都觉得享受	(4 分)太美好了,甚至可以重现当时的场景	
GF7	我对现在的生活质量感到满意	(0 分)完全不满意	(1 分)不是很满意	(2 分)凑合吧	(3 分)比较满意	(4 分)非常满意	
						功能状况得分	

第二部分 常用评估量表及数据元映射

FACT-P 前列腺癌治疗功能评估表（附加关注）

编号	问题	选 项					得分
C2	我的体重在下降	（4分）并没有	（3分）下降了一点，还可以	（2分）是的，感觉自己瘦了	（1分）瘦了很多	（0分）瘦得很厉害，已经皮包骨了	
C6	我的食欲好	（0分）什么都吃不下	（1分）只能少量进食	（2分）不是很好	（3分）还可以，跟以前差不多	（4分）特别能吃	
P1	疼痛使我感到烦恼	（4分）并没有	（3分）有时候会有这种感觉	（2分）经常有这种感觉	（1分）已经对我造成困扰	（0分）很烦，无法忍受	
P2	我身体的某些部位感到疼痛	（4分）并没有	（3分）有一点，不用药物可以忍受	（2分）需要定期使用药物，晚上经常痛到睡不好	（1分）晚上痛到不能睡觉，甚至需要药物镇痛	（0分）已经用了很多种镇痛药物，还是痛到不能承受	
P3	疼痛妨碍我做我想做的事	（4分）并没有	（3分）有时候会	（2分）经常有这种感觉	（1分）已经对我造成困扰	（0分）因为疼痛什么都做不了	
P4	我满意目前对疼痛的控制	（0分）完全不满意	（1分）不是很满意	（2分）凑合吧	（3分）比较满意	（4分）非常满意	
P5	我能够感到自己像个男人	（0分）完全感觉不到	（1分）不太像了	（2分）有时候觉得不像	（3分）很像	（4分）真男人，没错啊	
P6	我大便有困难	（4分）并没有	（3分）有时候会	（2分）经常有这种感觉	（1分）已经对我造成困扰	（0分）完全不能不排便	
P7	我小便有困难	（4分）并没有	（3分）有时候会	（2分）经常有这种感觉	（1分）已经对我造成困扰	（0分）完全不能不排便	
BL2	我小便比平常更频繁	（4分）并没有	（3分）比平常次数多一点	（2分）比平常次数多很多	（1分）已经对我造成困扰	（0分）次数太频繁了	
P8	小便问题限制了我的活动	（4分）并没有	（3分）有时会有，但不经常	（2分）经常有这种感觉	（1分）已经对我造成困扰	（0分）完全限制了我的活动	
BL5	我能够达到并保持勃起	（0分）完全不能	（1分）偶尔吧	（2分）有时候，但不经常	（3分）还可以	（4分）完全没问题	
						附加关注得分	

该量表在子模块"FACT－P前列腺癌治疗功能评估表"中字段映射关系如下：

字段编码	字段描述	字段类型	值域	可空	长度	传输加密	隐私等级
physiological_status_gp1	我精神状态不好	int	0～4	NO	1	否	2级
physiological_status_gp2	我感到恶心	int	0～4	NO	1	否	2级
physiological_status_gp3	我因为身体不好,承担家庭责任感到很困难	int	0～4	NO	1	否	2级
physiological_status_gp4	我感到疼痛	int	0～4	NO	1	否	2级
physiological_status_gp5	治疗的副作用使我感到不适	int	0～4	NO	1	否	2级
physiological_status_gp6	我被疾病所困扰	int	0～4	NO	1	否	2级
physiological_status_gp7	我因为患病,不得不卧床休息	int	0～4	NO	1	否	2级
physiological_status_gp_sum	生理状况得分	int	0～28	—	2	否	2级
society_family_gs1	我和朋友很亲近	int	0～4	NO	1	否	2级
society_family_gs2	家人在情感上给予我支持	int	0～4	NO	1	否	2级
society_family_gs3	我得到朋友支持	int	0～4	NO	1	否	2级
society_family_gs4	对于我患病的问题,我的家人已经看开了	int	0～4	NO	1	否	2级
society_family_gs5	我满意家人对我疾病的沟通方式	int	0～4	NO	1	否	2级
society_family_gs6	我与自己的配偶(或给我主要支持的人)很亲近	int	0～4	NO	1	否	2级
society_family_gs7	我对自己的性生活感到满意	int	0～4	NO	1	否	2级
society_family_gs_sum	社会家庭状况得分	int	0～28	—	2	否	2级
emotional_ge1	我感到悲伤	int	0～4	NO	1	否	2级

字段编码	字段描述	字段类型	值域	可空	长度	传输加密	隐私等级
emotional_ge2	我满意自己处理疾病的方式	int	0～4	NO	1	否	2级
emotional_ge3	在与疾病的抗争中,我越来越感到失望	int	0～4	NO	1	否	2级
emotional_ge4	我感到紧张	int	0～4	NO	1	否	2级
emotional_ge5	我担心自己会死	int	0～4	NO	1	否	2级
emotional_ge6	我担心自己的病情会恶化	int	0～4	NO	1	否	2级
emotional_ge_sum	情感状况得分	int	0～24	—	1	否	2级
functional_gf1	我能够工作(在家里工作也算)	int	0～4	NO	1	否	2级
functional_gf2	我的工作(包括家务)令我有成就感	int	0～4	NO	1	否	2级
functional_gf3	我能够享受生活	int	0～4	NO	1	否	2级
functional_gf4	我已经面对自己的疾病	int	0～4	NO	1	否	2级
functional_gf5	我睡得很好	int	0～4	NO	1	否	2级
functional_gf6	我在享受我过去常做的娱乐活动	int	0～4	NO	1	否	2级
functional_gf7	我对现在的生活质量感到满意	int	0～4	NO	1	否	2级
functional_gf_sum	功能状况得分	int	0～28	—	2	否	2级
additional_c2	我的体重在下降	int	0～4	NO	1	否	2级
additional_c6	我的食欲好	int	0～4	NO	1	否	2级
additional_p1	疼痛使我感到烦恼	int	0～4	NO	1	否	2级
additional_p2	我身体的某些部位感到疼痛	int	0～4	NO	1	否	2级

字段编码	字段描述	字段类型	值域	可空	长度	传输加密	隐私等级
additional_p3	疼痛妨碍我做我想做的事	int	0～4	NO	1	否	2级
additional_p4	我满意目前对疼痛的控制	int	0～4	NO	1	否	2级
additional_p5	我能够感到自己像个男人	int	0～4	NO	1	否	2级
additional_p6	我大便有困难	int	0～4	—	2	否	2级
additional_p7	我小便有困难	int	0～4	NO	1	否	2级
additional_bl2	我小便比平常更频繁	int	0～4	NO	1	否	2级
additional_p8	小便问题限制了我的活动	int	0～4	NO	1	否	2级
additional_bl5	我能够达到并保持勃起	int	0～4	NO	1	否	2级
additional_sum	附加关注得分	int	0～48	—	2	否	2级
fact_p_sum	FACT‐P 总分	int	0～156	—	3	否	2级

9. 排尿日记及尿垫试验记录表

排尿日记及尿垫试验记录表（24小时记录用）

手术日期：___　　投管日期：___　　记录日期：___

说明：左侧从早上7点开始，以___个小时为单位，以1个小时的各个时段，列出了一整天24小时的各个时段，请将您每一次排尿、每一次更换尿垫的具体情况，记录在右边相应的格子里。

时间段	第几次排尿	排尿量（ml）	第几次更换尿垫	尿垫增重（g）
07:00～08:00				
08:00～09:00				
09:00～10:00				
10:00～11:00				
11:00～12:00				
12:00～13:00				
13:00～14:00				
14:00～15:00				
15:00～16:00				
16:00～17:00				
17:00～18:00				
18:00～19:00				
19:00～20:00				
20:00～21:00				
21:00～22:00				
22:00～23:00				
23:00～00:00				
00:00～01:00				
01:00～02:00				
02:00～03:00				
03:00～04:00				
04:00～05:00				
05:00～06:00				
06:00～07:00				
24小时总计	排尿[ ]次	尿量[ ]ml	更换尿垫[ ]块	总漏尿量[ ]g

说明备注：

排尿日记及尿垫试验记录简表(5天记录用)

手术日期：_____
拔管日期：_____

记录日期： 排尿总量： ml 漏尿总量： g	每次排尿时间：	①	②	③	④	⑤	⑥	⑦	⑧	⑨	⑩	⑪	⑫	备注：
	排尿量(ml)：													
	更换尿垫时间：	01	02	03	04	05	06	07	08	09	10	11	12	
	尿垫增重(g)：													
记录日期： 排尿总量： ml 漏尿总量： g	每次排尿时间：	①	②	③	④	⑤	⑥	⑦	⑧	⑨	⑩	⑪	⑫	备注：
	排尿量(ml)：													
	更换尿垫时间：	01	02	03	04	05	06	07	08	09	10	11	12	
	尿垫增重(g)：													
记录日期： 排尿总量： ml 漏尿总量： g	每次排尿时间：	①	②	③	④	⑤	⑥	⑦	⑧	⑨	⑩	⑪	⑫	备注：
	排尿量(ml)：													
	更换尿垫时间：	01	02	03	04	05	06	07	08	09	10	11	12	
	尿垫增重(g)：													
记录日期： 排尿总量： ml 漏尿总量： g	每次排尿时间：	①	②	③	④	⑤	⑥	⑦	⑧	⑨	⑩	⑪	⑫	备注：
	排尿量(ml)：													
	更换尿垫时间：	01	02	03	04	05	06	07	08	09	10	11	12	
	尿垫增重(g)：													
记录日期： 排尿总量： ml 漏尿总量： g	每次排尿时间：	①	②	③	④	⑤	⑥	⑦	⑧	⑨	⑩	⑪	⑫	备注：
	排尿量(ml)：													
	更换尿垫时间：	01	02	03	04	05	06	07	08	09	10	11	12	
	尿垫增重(g)：													

该记录表(含简表)在子模块"排尿日记及尿垫试验记录表"中字段映射关系如下：

字段编码	字段描述	字段类型	值域	可空	长度	传输加密	隐私等级
surgery_date	手术日期	datetime	YYYY－MM－DD	NO	—	是	2级
extubation_date	拔管日期	datetime	YYYY－MM－DD	NO	—	否	2级
recording_date	记录日期	datetime	YYYY－MM－DD	NO	—	否	2级
voiding_time	排尿时间	time	HH：MM：SS	NO	—	否	2级
voiding_serial_number	排尿次数序号	int	数值	NO	2	否	2级
volume	排尿量	int	数值	NO	4	是	2级
pad_changing_time	更换尿垫时间	time	HH：MM：SS	NO	—	否	2级
pad_serial_number	尿垫序号	int	数值	NO	2	是	2级
pad_weight_gain	尿垫增重	int	数值	NO	4	否	2级
sum_voiding_volume	当日总尿量	int	数值	—	4	是	2级
sum_leakage_volume	当日总漏尿	int	数值	—	4	否	2级
daily_remarks	备注	varchar	字符	YES	255	否	2级
improve_self_evaluation	主观评价	varchar	1.明显进步；2.进步；3.持平；4.退步；5.明显退步；6.拔管后初次评估	NO	16	否	2级
leakage_severity	严重程度	varchar	1.无需使用尿垫,日常活动无漏尿；2.轻微尿失禁,每天使用尿垫≤1块,日常活动或快速体位改变时少量漏尿；3.轻度尿失禁,2~4块尿垫,日常活动常有漏尿,但立位情况下有自主的排尿；4.重度尿失禁,每天使用尿垫5块以上,立位无自主排尿,卧位有自主的排尿；5.完全尿失禁,无论体位/活动如何,均无正常排尿活动	NO	64	否	2级

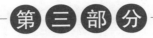

前列腺癌全程管理数据生产环境样例

0. 数据生产环境及样例说明

《前列腺癌全程管理标准数据集》的编制有利于对专病健康医疗数据进行规范化采集、存储、使用。

数据采集是最重要的数据生产环节,其数据来源一般分为三种类型:①数据库使用者向主体进行采集;②关联数据库间字段自动映射生成;③由数据主体(患者或其家属)自行录入提供。其中,最后一种情形在前列腺癌临床诊疗过程中最常见的实现场景就是患方通过自评量表进行数据录入。前列腺癌的随访、监测符合"慢病"管理的特点,各类自我评估量表是疾病全程管理中重要的高频使用工具,因此,患者及家属来源的数据采集是前列腺癌数据集非常重要的数据生产环境。

这类数据生产环境存在其特殊性,即很多情况下,数据的产生依赖于患方的主观个人评估和记录。因此,在设计相关数据生产模块(数据采集工具)时,需要考虑患方对专业知识的理解程度及患方对工具使用的便利程度[3-6,20-21,43]。

本部分内容选择前列腺癌诊疗过程中,此类数据生产环境代表性样例,参考本数据集前端数据库中相应功能模块[1-2,43],结合笔者近20年在数据库开发、使用,以及前列腺癌临床诊疗工作中的经验,具体说明此种数据采集过程中的注意要点。

1. 《VAS 疼痛视觉模拟评分量表》的使用

前列腺癌患者常会受到疼痛的困扰。这种疼痛有可能源于疾病本身,如晚期患者骨转移造成的疼痛;也可能源于对疾病的某种治疗,如手术、放疗引起的疼痛。对疼痛进行准确、客观、量化的评估,有利于帮助医生分析病情特点、判断治疗效果,从而及时采取合适的干预措施和手段。

《VAS 疼痛视觉模拟评分量表》就是这样一种简便、直观且在临床上广泛使用的疼痛自我评估工具(见下页)[20-21,43]。

量表的中间有一条长度为 10 cm 的标尺,尺子上从左到右均匀分布着 0~10 的数字刻度,刻度数字的增大,表示疼痛程度的增加。尺子最左端的"0"表示没有疼痛的感觉,最右端的"10"代表无法忍受的、最剧烈的疼痛,尺子上方还根据疼痛的程度,形象地画出了一些不同痛苦表情的"脸谱",帮助患者选择与自己疼痛程度相应的"刻度"。

每次让患者进行疼痛自我评估的时候,尽量使用同一个评分量表,患者需在直尺上指出"最能代表自己疼痛程度"的相应位置,在这之后,患者或者家属根据"指出的位置"转换为分数,并记录评估日期和评估得分,注意最后的评分是整数(不要有小数点)。

本评分量表工具需要在专业医务人员的指导下进行使用和解读,在 PC-Follow 数据库中(含医生端和患者端)[1],提供了更加易于使用的该评估量表电子版。

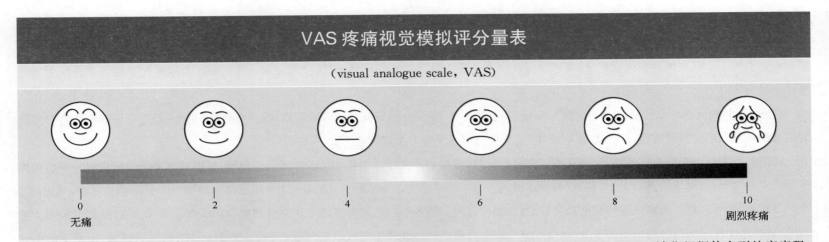

VAS 疼痛视觉模拟评分量表

（visual analogue scale，VAS）

0　　　　2　　　　4　　　　6　　　　8　　　　10
无痛　　　　　　　　　　　　　　　　　　　剧烈疼痛

上图中一条 10 cm 的直线上，最左侧一端表示"完全无痛（0）"，另一端表示"能够想象到的最剧烈的疼痛（10）"。请您根据体会到的疼痛程度，在直线上相应的位置指出。评估结果对应 0~10 之间的整数，数字与疼痛程度相互对应如下——0：无疼痛；1~3：轻度疼痛；4~6：中度疼痛；7~10：重度疼痛。

2. 《IPSS 国际前列腺症状评分及生活质量评分量表》的使用

尿频、尿急、排尿费力等症状常见于老年男性,这些症状最常见的原因就是前列腺疾病,所以也可以通俗地理解为"前列腺症状"。前列腺癌患者会产生不同程度的前列腺症状,为了对这些症状进行准确、客观、量化的评估,医学家设计了《IPSS 国际前列腺症状评分及生活质量评分量表》[20-21,43]。

《IPSS 国际前列腺症状评分及生活质量评分量表》中共有 8 个问题(见下页),每个问题都与前列腺症状相关,而且每个问题的答案都代表了这种症状发生的频繁程度,即:从"没有发生"的 0 分,到"几乎每一次都发生"的 5 分。

仔细阅读表格中左侧文字的描述,患者难以理解的时候,可以由家人给予解释帮助。针对每个问题,根据患者最近一个月来各种前列腺症状的实际情况,对照表格首行关于"频率"的描述得到一个"0~5"之间的整数评分,填写在这个问题最右侧的"【 】"里面。其中,通过前 7 个问题的得分,可以计算出前列腺症状的总分,填写在相应位置。第 8 个问题主要描述了各类前列腺癌症状综合来看,会给患者带来多少苦恼的感受(这个问题的得分最高不是 5 分,而是 6 分),这个问题单独计分并填写在表格的最后一行,医学上这个问题的答案,反映了前列腺症状对患者生活质量影响的严重程度。

本评分量表工具需要在专业医务人员的指导下进行使用和解读,在 PC-low 数据库中(含医生端和患者端)[1],提供了更加易于使用的该评估量表电子版。

国际前列腺症状评分及生活质量评分 (IPSS & QoL)

在最近一个月内,您是否有以下症状?	无	少于1/5	少于半数	大约半数	多于半数	几乎每次	症状评分
1. 是否经常有尿不尽感?	0	1	2	3	4	5	【　】
2. 两次排尿间隔是否经常小于两小时?	0	1	2	3	4	5	【　】
3. 是否经常有间断性排尿的现象?	0	1	2	3	4	5	【　】
4. 是否经常有一旦想排尿就不能等待现象?	0	1	2	3	4	5	【　】
5. 是否有尿线变细、无力的现象?	0	1	2	3	4	5	【　】
6. 是否需要用力才能开始排出小便?	0	1	2	3	4	5	【　】
7. 从入睡到晨起之间,一般需要起来排尿几次?	没有 0	1次 1	2次 2	3次 3	4次 4	5次及以上 5	【　】
前列腺症状评分总计为(IPSS): _____							
8. 如果在您今后的生活中始终伴有现在的排尿症状,您认为如何?	高兴 0	满意 1	大致满意 2	还可以 3	不太满意 4	苦恼 5	很糟 6
生活质量评分为(QoL): _____							

3. 《IIEF-5国际勃起功能指数评估表》的使用

在前列腺癌的发生、发展和治疗过程中,男性的阴茎勃起功能可能会受到不同程度的影响,甚至完全丧失,医学上称为"勃起功能障碍"。这样的情形常见于前列腺癌根治手术、电切手术或者一些局灶治疗之后,也常会发生在使用了"内分泌治疗"的情况之下。某些情况下,勃起功能障碍可以通过治疗得到不同程度的改善,甚至完全恢复正常。为了在治疗过程中动态地评估勃起功能,医学专家设计了各种勃起功能评估表来客观评估这种情况的严重程度。

《IIEF-5国际勃起功能指数评估表》是简单易用的勃起功能自我评估工具[44]。该量表由5个与勃起功能直接关联的问题组成(见下页),与《IPSS国际前列腺症状评分及生活质量评分量表》一样,针对每个问题,患者要结合自己的实际情况,在表格右侧的"【 】"中填写对应的整数得分。最后,将5个问题的得分相加,就能得到本次评估的最终得分(记录在表格相应位置)。

勃起功能评估私密性较强,话题也更为敏感,作为家人指导患者进行评估的时候,可以让患者先在指导下进行《IPSS国际前列腺症状评分及生活质量评分量表》评估,然后提供《IIEF-5国际勃起功能指数评估表》,并给予充足的时间,让患者自己阅读问题并参考《IPSS国际前列腺症状评分及生活质量评分量表》的评分规则自我评估。

本评分量表工具需要在专业医务人员的指导下进行使用和解读,在PC-Follow数据库中(含医生端和患者端)[1],提供了更加易于使用的该评估量表电子版。

国际勃起功能指数评估表(IIEF－5)

在过去6个月内，您是否有以下症状?	0分	1分	2分	3分	4分	5分	得分
1. 您对获得勃起和维持勃起的自信程度如何?	无	很低	低	中等	高	很高	【 】
2. 您受到性刺激而有阴茎勃起时,有多少次能够插入?	无性活动	几乎没有或完全没有	少数几次（远少于一半时候）	有时（约一半时候）	大多数时候（远多于一半时候）	几乎总是或总是	【 】
3. 您性交时,阴茎插入后有多少次能够维持勃起状态?	没有尝试性交	几乎没有或完全没有	少数几次（远少于一半时候）	有时（约一半时候）	大多数时候（远多于一半时候）	几乎总是或总是	【 】
4. 您性交时,维持阴茎勃起至性交完成,有多大困难?	没有尝试性交	困难极大	困难很大	困难	有点困难	不困难	【 】
5. 您性交时,有多少次感到满足?	没有尝试性交	几乎或完全没有	少数几次（远少于一半时候）	有时（约一半时候）	大多数时候（远多于一半时候）	几乎总是或总是	【 】
						IIEF－5 总分：_____	

4. 《FACT－P前列腺癌治疗功能评估表》的使用

与其他恶性肿瘤相同,前列腺癌疾病本身及其相关治疗会对患者生活、体能等多个方面产生影响。FACT评价系统的全称是"癌症治疗功能学评估",是由美国医学机构编制的,用于评估癌症患者治疗期间生命质量的量表工具,而FACT－P则是针对前列腺癌专门设计的相关量表[47]。

《FACT－P前列腺癌治疗功能评估表》内容较多,共包括五张单独量表(第103～107页),每张单独量表中涉及特定类别的若干问题(分别为生理状况、社会/家庭状况、情感状况、功能状况、特别关注)。

一般推荐患者在开始治疗后的1～3个月内对自己进行定期评估,此处的治疗包括手术、放疗、内分泌治疗、化疗等各种前列腺癌相关的治疗。每张量表的左起第二列中,用简单的语言描述了相关问题,根据问题右侧不同等级的回答,将相应的得分记录在这个问题的最右侧空格内,注意每个问题相同位置的答案分值并不都相同,填写得分时务必核实准确。评估时请根据自己真实的现状回答所有问题,如果某个问题您不能肯定如何回答,就选择接近您自己真实感觉的那个答案。最后,在每张单独量表右下角记录总分。

本评分量表工具需要在专业医务人员的指导下进行使用和解读,在PC-Follow数据库中(含医生端和患者端)[1],提供了更加易于使用的该评估量表电子版。

FACT－P 前列腺癌治疗功能评估表(生理状况)

编号	问题	选 项					得分
GP1	我精神状态不好	(4分)并没有	(3分)有时候会有这种感觉,但不经常	(2分)时常	(1分)很不好	(0分)非常严重	
GP2	我感到恶心	(4分)并没有	(3分)有时候会有这种感觉,但不经常	(2分)时常	(1分)能忍受	(0分)不能忍受	
GP3	我因为身体不好,承担家庭责任感到很困难	(4分)并没有	(3分)有时候会有这种感觉,但不经常	(2分)经常有这种感觉	(1分)已经对我造成困扰	(0分)我完全承担不了	
GP4	我感到疼痛	(4分)并没有	(3分)有一点,不用药物可以忍受	(2分)需要定期使用药物,晚上经常痛到睡不好	(1分)晚上痛到不能睡觉,甚至需要药物镇痛	(0分)已经用了很多种镇痛药物,还是痛到不能承受	
GP5	治疗的副作用使我感到不适	(4分)并没有	(3分)有时候会有这种感觉	(2分)经常有这种感觉	(1分)已经对我造成困扰	(0分)非常麻烦,受不了	
GP6	我被疾病所困扰	(4分)并没有	(3分)有时候会有这种感觉	(2分)经常有这种感觉	(1分)已经对我造成困扰	(0分)被疾病折磨到不能忍受	
GP7	我因为患病,不得不卧床休息	(4分)并没有	(3分)还行,但不能进行较重的体力活动了	(2分)生活可以自理,白天一部分时间需要躺在床上	(1分)生活部分自理,大多数时间都躺在床上	(0分)完全不能下地	
						生理状况得分	

FACT－P 前列腺癌治疗功能评估表(社会/家庭)

编号	问题	选项					得分
GS1	我和朋友很亲近	(0 分)不和朋友们来往	(1 分)生病之后很少来往	(2 分)还好,我们关系融洽	(3 分)不错,我们的联系比较密切	(4 分)我们关系非常好,经常见面,聊得来	
GS2	家人在情感上给予我支持	(0 分)对我漠不关心	(1 分)不太关心我	(2 分)会偶尔嘘寒问暖	(3 分)会花一些精力来安慰我	(4 分)给予我很大的支持	
GS3	我得到朋友支持	(0 分)对我漠不关心	(1 分)不太关心我	(2 分)会偶尔嘘寒问暖	(3 分)会花一些精力来安慰我	(4 分)给予我很大的支持	
GS4	对于我患病的问题,我的家人已经看开了	(0 分)比我还不能承受	(1 分)虽然很难,但在尝试接受	(2 分)慢慢适应	(3 分)还行,比较正常	(4 分)完全看开了	
GS5	我满意家人对我疾病的沟通方式	(0 分)完全不满意	(1 分)不是很满意	(2 分)凑合吧	(3 分)比较满意	(4 分)非常满意	
GS6	我与自己的配偶(或给我主要支持的人)很亲近	(0 分)我们关系一点也不好	(1 分)关系不太好	(2 分)凑合吧,没什么好不好的	(3 分)还行,我们关系挺好的	(4 分)我们关系非常好	
GS7	我对自己的性生活感到满意	(0 分)完全不满意	(1 分)不是很满意	(2 分)凑合吧	(3 分)比较满意	(4 分)非常满意	
						社会/家庭状况得分	

FACT－P 前列腺癌治疗功能评估表（情感状况）

编号	问题	选项					得分
GE1	我感到悲伤	(4分)并没有,我很开朗	(3分)有时候会有这种感觉,但不经常	(2分)时常	(1分)我很难过	(0分)难过且至极	
GE2	我满意自己处理疾病的方式	(0分)完全不满意	(1分)不是很满意	(2分)凑合吧	(3分)比较满意	(4分)非常满意	
GE3	在与疾病的抗争中,我越来越感到失望	(4分)并没有,我向来积极面对	(3分)有时候会有这种感觉,但不经常	(2分)开始失望了	(1分)越来越绝望	(0分)绝望至极	
GE4	我感到紧张	(4分)并没有,我向来积极面对	(3分)有时候会有这种感觉,但不经常	(2分)时常	(1分)挺紧张的	(0分)不能控制的紧张焦虑	
GE5	我担心自己会死	(4分)并没有,我向来积极面对	(3分)偶尔想过	(2分)时常	(1分)挺担心的	(0分)要担心死了,极度恐惧	
GE6	我担心自己的病情会恶化	(4分)并没有,我向来积极面对	(3分)偶尔想过	(2分)时常	(1分)挺担心的	(0分)要担心死了,极度恐惧	
						情感状况得分	

FACT－P 前列腺癌治疗功能评估表（功能状况）

编号	问题	选 项					得分
GF1	我能够工作（在家里工作也算）	（0 分）什么都干不了	（1 分）特别少，只能做一点点	（2 分）可以做一些轻量的工作	（3 分）我基本可以正常工作	（4 分）完全没问题	
GF2	我的工作（包括家务）令我有成就感	（0 分）完全没有	（1 分）没觉得有什么成就感	（2 分）凑合吧，有时候会有点，但不经常	（3 分）经常有成就感	（4 分）我的工作特别让我有成就感	
GF3	我能够享受生活	（0 分）叫我怎么享受	（1 分）得过且过	（2 分）尝试着努力	（3 分）还行，我要对世界充满爱	（4 分）生活给了我不一样的体验，我很享受	
GF4	我已经面对自己的疾病	（0 分）不可能，叫我怎么面对？	（1 分）学着面对	（2 分）慢慢接受	（3 分）虽然不能完全面对，但状态还好	（4 分）我很乐观积极，正视疾病	
GF5	我睡得很好	（0 分）根本睡不了觉	（1 分）只能偶尔睡一小会儿	（2 分）不是很好，经常恍恍惚惚的	（3 分）凑合，还行	（4 分）睡得很好	
GF6	我在享受我过去常做的娱乐活动	（0 分）没印象，全忘了	（1 分）偶尔会想起来	（2 分）那是一段美好的时光	（3 分）回忆起来都觉得享受	（4 分）太美好了，甚至可以重现当时的场景	
GF7	我对现在的生活质量感到满意	（0 分）完全不满意	（1 分）不是很满意	（2 分）凑合吧	（3 分）比较满意	（4 分）非常满意	
						功能状况得分	

FACT-P 前列腺癌治疗功能评估表(附加关注)

编号	问题	选 项					得分
C2	我的体重在下降	(4分)并没有	(3分)下降了一点,还可以	(2分)是的,感觉自己瘦了	(1分)瘦了很多	(0分)瘦得很厉害,已经皮包骨了	
C6	我的食欲好	(0分)什么都吃不下	(1分)只能少量进食	(2分)不是很好	(3分)还可以,跟以前差不多	(4分)特别能吃	
P1	疼痛使我感到烦恼	(4分)并没有	(3分)有时候会有这种感觉	(2分)经常有这种感觉	(1分)已经对我造成困扰	(0分)很烦,无法忍受	
P2	我身体的某些部位感到疼痛	(4分)并没有	(3分)有一点,不用药物可以忍受	(2分)需要定期使用药物,晚上经常痛到睡不好	(1分)晚上痛到不能睡觉,甚至需要药物镇痛	(0分)已经用了很多种镇痛药物,还是痛到不能承受	
P3	疼痛妨碍我做我想做的事	(4分)并没有	(3分)有时候会	(2分)经常有这种感觉	(1分)已经对我造成困扰	(0分)因为疼痛什么都做不了	
P4	我满意目前对疼痛的控制	(0分)完全不满意	(1分)不是很满意	(2分)凑合吧	(3分)比较满意	(4分)非常满意	
P5	我能够感到自己像个男人	(0分)完全感觉不到	(1分)不太像了	(2分)有时候觉得不像	(3分)很像	(4分)真男人,没错啊	
P6	我大便有困难	(4分)并没有	(3分)有时候会	(2分)经常有这种感觉	(1分)已经对我造成困扰	(0分)完全不能不排便	
P7	我小便有困难	(4分)并没有	(3分)有时候会	(2分)经常有这种感觉	(1分)已经对我造成困扰	(0分)完全不能不排便	
BL2	我小便比平常更频繁	(4分)并没有	(3分)比平常次数多一点	(2分)比平常次数多很多	(1分)已经对我造成困扰	(0分)次数太频繁了	
P8	小便问题限制了我的活动	(4分)并没有	(3分)有时会有,但不经常	(2分)经常有这种感觉	(1分)已经对我造成困扰	(0分)完全限制了我的活动	
BL5	我能够达到并保持勃起	(0分)完全不能	(1分)偶尔吧	(2分)有时候,但不经常	(3分)还可以	(4分)完全没问题	
						附加关注得分	

5.《排尿日记及尿垫试验记录表》的使用

尿失禁是前列腺癌手术治疗后最常见的并发症,尤其是前列腺癌根治手术以后,几乎每位患者都会经历一段轻重不同、时间长短各异的尿失禁康复过程。在尿失禁康复的过程中,客观评估每天的排尿、漏尿情况非常重要,这样的数据记录一方面可以协助医生尽快掌握病情并给予指导,另一方面可以帮助患者从定期的数字记录上,客观地看到自己的好转,增加康复的信心。

《排尿日记及尿垫试验记录表》是供患者在尿失禁康复过程中自行评估使用的便捷工具,分为详表和简表两种形式(见后页)。这种表格是用来记录在某一天的连续 24 小时内,患者总共排尿几次,每次排尿的尿量多少,以及总共更换尿垫几块,每块更换下来的尿垫上渗漏了多少尿液。

为了通过准确的记录来反映真实的尿失禁情况,建议购置一些必要的设备和物品:①用来测量每次排尿量的带刻度量杯(透明塑料材质,400～600 ml 容量),每次排尿的时候直接排入量杯并根据量杯上的刻度记录这一次的尿量;②称量尿垫重量的电子秤(最好是托盘式,刻度精确到"g"的微型厨房秤),每次更换尿垫后,称量湿尿垫的重量,并减去一块相同"干"尿垫的重量,这个结果就代表了上一块湿尿垫上漏出了多少克尿液;③建议康复阶段使用同一品牌的尿垫(净重和吸水量比较稳定),随着漏尿的减少,可以改用更小号的尿垫、成人护垫、卫生巾等。

《排尿日记及尿垫试验记录表》分为可供连续 24 小时记录使用的《详表》,以及可供记录任意 5 天情况的《简表》。以下通过一个具体例子分别说明两种表格的记录方法:

例如:一名患者于 2021 - 01 - 09 进行了前列腺癌根治手术,20 日拔除尿管后当天没有记录,21 日记录了一天的排尿日记和尿垫记录量表。在 21 日这一天的 24 小时里,患者一共排尿 7 次(第 1 次在早上 7～8 点,尿量 200 ml;第 2 次在 11～12 点,尿量 250 ml;此后以此类推),在 21 日这一天的 24 小时里,一共更换了 4 次尿垫(第 1 次在早上 8～9 点,尿垫增重 50 g;第 2 次在下午 13～14 点,尿垫增重 100 g;此后以此类推)。

《详表》记录方法(见下页竖表中的记录数字):①首先要在蓝色的表头区域记录自己的手术日期、拔管日期和本次记录日期;②早上第一次排尿后,用称量好排尿量进行记录,在最左侧找到"07:00～08:00"这个时段,在右侧的第一个空格填入"1",第二个空格填入"200",用来表示今天的第一次排尿发生在 7～8 点,排尿量为 200 ml,后面 6 次排尿同样依次记录,最后在表格最下面计算并填写这一天的总排尿次数和总计尿量为:7 次,1 250 ml;③同样,第一次更换尿垫后,用湿尿垫的重量减去干尿垫的重量(只要品牌型号相同,每块干尿垫的重量基本是一致的)得出第一块换掉的尿垫上漏出的尿量为 50 g,在表格最左侧找到"08:00～09:00"这个时段,在右侧的第三个空格填入"1",第四个空格填入"50",用来表示今天更换第一块尿垫的时间 8～9 点,尿垫增重为 50 g,后面 4 次更换尿垫后同样依次记录,最后在表格最下面计算并填写这一天更换尿垫总次数和总漏尿量为:4 块尿垫,共漏尿 550 g。

《简表》记录方法(见再下一页横表有记录数字的区域):①首先要在右上角记录手术和拔管日期;②记录日期填写在左侧第一列第一个蓝色格子内,这个格子对应的右侧区域包括四行,用以记录一整天的排尿及漏尿情况(其中第一行圆圈内的数字代表排尿的第"几"次,第三行方框内的数字代表更换尿垫的第"几"次);③根据例子中的情况,比如第一次排尿时间为早上 07:30,就在"①"后面记录上"7:30",下方的格子里记录"200"表示本次的排尿量,后面历次排尿依次记录;④在下方格子的"01"后面记录第一次更换尿垫的时间,即"8:00",其下方的空格里记录"50",用来表示更换第一块尿垫的时间和尿垫增重,后面历次更换尿垫依次记录;⑤最后在最左侧格子内计算并填写这一天的排尿总量"1 250"ml 和尿垫增重总量"550"g。

本量表工具需要在专业医务人员的指导下进行使用和解读,在 PC-Follow 数据库中(含医生端和患者端)[1],提供了更加易于使用的该评估量表电子版。

排尿日记及尿垫试验记录表（24小时记录用）

手术日期：2021-1-9　拔管日期：2021-1-20　记录日期：2021-1-21

说明：左侧从早上7点开始，以1个小时为单位，列出了一整天24小时的各个时段。请将您每一次排尿、每一次更换尿垫的具体情况，记录在右边相应的格子里。

时间段	第几次排尿	排尿量（ml）	第几次更换尿垫	尿垫增重（g）
07:00～08:00	1	200		
08:00～09:00			1	50
09:00～10:00				
10:00～11:00				
11:00～12:00	2	250		
12:00～13:00				
13:00～14:00			2	100
14:00～15:00	3	150		
15:00～16:00				
16:00～17:00				
17:00～18:00	4	200		
18:00～19:00				
19:00～20:00			3	250
20:00～21:00	5	150		
21:00～22:00				
22:00～23:00	6	150		
23:00～00:00				
00:00～01:00				
01:00～02:00			4	150
02:00～03:00				
03:00～04:00				
04:00～05:00				
05:00～06:00	7	150		
06:00～07:00				
24小时总计	排尿[7]次	尿量[1250]ml	更换尿垫[4]块	总漏尿量[550]g

说明备注：

排尿日记及尿垫试验记录简表（5天记录用）

手术日期：2021 - 01 - 09
拔管日期：2021 - 01 - 20

记录日期		①	②	③	④	⑤	⑥	⑦	⑧	⑨	⑩	⑪	⑫	备注：
2021-1-21	每次排尿时间：	①7：30	②11：00	③14：30	④17：15	⑤20：00	⑥1：30	⑦5：45	⑧	⑨	⑩	⑪	⑫	
排尿总量：1 250 ml	排尿量(ml)：	200	250	150	200	150	150	150						
漏尿总量：550 g	更换尿垫时间：	01 8：00	02 13：30	03 19：30	04 22：00	05	06	07	08	09	10	11	12	
	尿垫增重(g)：	50	100	250	150									
记录日期：	每次排尿时间：	①	②	③	④	⑤	⑥	⑦	⑧	⑨	⑩	⑪	⑫	备注：
排尿总量：ml	排尿量(ml)：													
漏尿总量：g	更换尿垫时间：	01	02	03	04	05	06	07	08	09	10	11	12	
	尿垫增重(g)：													
记录日期：	每次排尿时间：	①	②	③	④	⑤	⑥	⑦	⑧	⑨	⑩	⑪	⑫	备注：
排尿总量：ml	排尿量(ml)：													
漏尿总量：g	更换尿垫时间：	01	02	03	04	05	06	07	08	09	10	11	12	
	尿垫增重(g)：													
记录日期：	每次排尿时间：	①	②	③	④	⑤	⑥	⑦	⑧	⑨	⑩	⑪	⑫	备注：
排尿总量：ml	排尿量(ml)：													
漏尿总量：g	更换尿垫时间：	01	02	03	04	05	06	07	08	09	10	11	12	
	尿垫增重(g)：													
记录日期：	每次排尿时间：	①	②	③	④	⑤	⑥	⑦	⑧	⑨	⑩	⑪	⑫	备注：
排尿总量：ml	排尿量(ml)：													
漏尿总量：g	更换尿垫时间：	01	02	03	04	05	06	07	08	09	10	11	12	
	尿垫增重(g)：													

附录 ① 提肛训练与尿失禁的康复

尿失禁是前列腺癌根治手术后最常见的并发症，严重影响患者术后康复过程中的生活质量。尿失禁的发生、评估、治疗、康复是前列腺癌全程管理中的重要事件。

几乎所有患者在接受根治手术以后，都会发生一段时间的、程度轻重不等的尿失禁过程，幸好对于绝大多数患者而言，这种尿失禁只是一过性的，不会永久存在。随着手术区域的修复和疾病的康复，尤其是在患者积极配合医生指导，加强科学提肛训练（盆底肌训练）基础上，尿失禁终将慢慢变好直至消失。

尿失禁的发生及其严重程度、持续时间与多因素有关，除了与手术技术细节、医生操作经验有关以外，还同患者疾病本身的分期、肿瘤特性有明确关系。在尿失禁的康复过程中，作为患者唯一能做的，就是以积极的心态配合医生，进行科学、规律、有计划的提肛训练（盆底肌锻炼）。大量的临床证据显示，尿失禁康复的快慢与患者是否具有积极乐观的心态、能否掌握提肛训练的要领，以及有没有按照科学的指导，循序渐进且又具有针对性地进行提肛训练直接相关。以下是笔者在多年前列腺癌诊疗临床工作中摸索出来的一些提肛训练要领，希望能对广大患者的尿控康复助上一臂之力。

提肛训练要领

内　　容	关键词
1. 寻找正确的控尿肌群 ❖ 提肛训练的主要对象是负责"控制尿流"的肌肉群，这些控尿肌肉群位于肛门与阴囊根部之间部位的皮肤深处，为手掌大小的一片区域 ❖ 正常站立排尿时主动尝试中断尿流，此刻能体会到这些肌肉的收缩，并使尿流完全停止下来。因此，可以通过排尿过程中反复中断尿流的动作，体会并摸索正确的肌肉训练范围和力度 ❖ 除了控尿肌群以外，其他部位的肌肉，如腹部、臀部、腿部的肌肉，并不参与尿流控制，标准、高效的提肛训练不应包括这些肌肉	**正确肌群** **中断尿流** **体会局部** **解放其他**
2. 摸索高效的训练动作 ❖ 每一节提肛训练都需要重复做多次提肛动作，其感觉大致类似于腹泻时想尽力憋住大便。提肛训练时要全身放松，只是局部肌肉的反复收缩，无需全身用力，不会满头大汗（这是很多患者典型的错误训练方式） ❖ 利用任何自然排尿的机会，主动多次做"分段排尿"训练。每次尿流中断要达到尿流完全停止，并且保持 6～8 秒后再重新排尿。仔细体会此时的训练"感觉"，并把这样的动作重复利用于其他非排尿时的提肛训练	**全身放松** **局部用力** **分段排尿** **举一反三**

提肛训练要领

内　　容	关键词
3. 牢记关键的训练要点 ❖ 训练体位：躺着、坐着、站着及走着的状态下都应进行训练，但建议由卧位训练开始，随着漏尿的减轻，逐步过渡到坐着、站着、走着训练。事实上，控尿功能的恢复规律也是从卧位能控制，逐渐进步到坐着、站着、走着能控制住小便，这是个康复的规律，不能心急 ❖ 立位或行走训练的时候，漏尿甚至会变得更加明显，这是正常现象。而且，越是在漏尿明显的体位下进行练习，越能提高训练效率，也能获得更好的训练效果 ❖ 频率及强度：每次缩紧肛门周边的肌群要保持6～8秒（行走中的训练可以数6～8步），然后放松6～8秒，做10～12次为一小节，每天早中晚各训练数节。总体训练强度因人而异，以感觉会阴部肌肉稍有酸胀，但不至于疼痛为宜 ❖ 小窍门1：训练过程中可将手置于脐上，防止不必要的腹部的收缩和鼓动 ❖ 小窍门2：有些患者每做一下提肛动作，就会伴有少量尿液溢出，这是正常现象。为了减少这样的锻炼中溢尿量，可以坐在马桶上或者站在马桶边训练	从卧到站 循序渐进 分时训练 只酸不痛

提肛训练要领

内　　容	关键词
4. 关注重要的训练细节 ❖ 在尿失禁尚未完全恢复前,强烈建议使用固定品牌、型号的尿垫,而不建议使用外置接尿袋(虽然从表面上来看,这类外接装置比频繁更换尿垫简便、省心,但并不利于漏尿的观察及控尿功能的康复) ❖ 咳嗽、喷嚏、大笑、起身、拎物等动作时,腹腔压力的升高常引起少量"溢尿"。康复期要提高对漏尿的"警惕性",有意识地避免此类动作,或在做此类动作前收紧肛门。比如:由坐位突然起身,要"主动"先做好收缩肌肉的"预备动作",再平稳缓慢地站起来。培养习惯在最初的康复期可能需要时刻头脑里"绷着一根弦",但反复训练就会形成无意识的动作习惯,此后就不再是个额外负担了 ❖ 多数患者的漏尿情况下午会更加严重,这是因为肌肉疲劳导致的正常现象。因此,在初期康复过程中,可以根据自己的漏尿情况调整喝水量和喝水时间,使下午尿液的生成量减少,尽快达到训练目标。此外,养成午休的习惯、不要过多憋尿、及时排空膀胱等,都有利于控尿的恢复 ❖ 每天漏尿量减少到 50 ml 左右时,从医学定义上来讲已经达到尿控恢复了。此时要更加细心的观察、总结,发现自己每天剩余的少量漏尿发生在什么情况,然后个体化调整自己的生活和动作习惯,达到完全尿控	**别怕麻烦** **先收再动** **时刻警惕** **不断总结**

此外，除了按照上述要领进行积极的提肛训练以外，通过本书提供的《排尿日记及尿垫试验记录表》，对患者术后的尿失禁康复过程进行规律的评估和记录也尤为重要，这其中的原因主要有 4 条：①尿失禁的发生、治疗与康复有可能是一个漫长的过程，这个过程中绝大多数时间是没有医生看管的，通过客观量表进行规律的记录，有利于复诊的时候与医生有效沟通，让医生快速了解康复曲线，并针对性地给出康复指导；②康复过程中，患者规律、认真地进行量表记录，该行为本身即可增加患者对提肛训练的主观重视程度，提高训练的依从性和效率；③对某些尿失禁患者而言，缓慢的尿控功能恢复往往不易察觉，这将对患者的心情和康复信心产生直接打击，使本应顺利的康复过程减慢甚至停滞，然而，如果患者能在家人的监督下定期记录这些量表，就可以更客观地看到漏尿程度的逐日减轻，这将大大提高患者的康复信心；④在康复的后期，每天的漏尿程度可能会出现较大差异，规律的观察、测量和记录，有利于患者自己掌握漏尿的规律，并进行针对性的训练，完成通向尿失禁康复路程上的最后一步。

尿失禁的典型康复过程要经历数周到 3 个月，而《排尿日记及尿垫试验记录表》的结构比较复杂、自行绘制麻烦，为了方便患者在康复过程中定期评估记录，本书最后提供了 24 份详表及 12 份简表（见附录 2、附录 3），即便每天都进行记录，也可使用 12 周。

最后，祝愿各位患者在漫长的抗癌之路上，学会疾病自我管理的窍门，掌握疾病管理的工具，树立信心，战胜病魔！

排尿日记及尿垫试验记录表(24 小时记录用)

手术日期: _____ 拔管日期: _____ 记录日期: _____

说明: 左侧从早上 7 点开始,以 1 个小时为单位,列出了一整天 24 小时的各个时段。请将您每一次排尿、每一次更换尿垫的具体情况,记录在右边相应的格子里。

时间段	第几次排尿	排尿量(ml)	第几次更换尿垫	尿垫增重(g)
07:00~08:00				
08:00~09:00				
09:00~10:00				
10:00~11:00				
11:00~12:00				
12:00~13:00				
13:00~14:00				
14:00~15:00				
15:00~16:00				
16:00~17:00				
17:00~18:00				
18:00~19:00				
19:00~20:00				
20:00~21:00				
21:00~22:00				
22:00~23:00				
23:00~00:00				
00:00~01:00				
01:00~02:00				
02:00~03:00				
03:00~04:00				
04:00~05:00				
05:00~06:00				
06:00~07:00				
24 小时总计	排尿【　】次	尿量【　】ml	更换尿垫【　】块	总漏尿量【　】g

说明备注:

排尿日记及尿垫试验记录表(24 小时记录用)

手术日期: _____ 拔管日期: _____ 记录日期: _____

说明: 左侧从早上 7 点开始,以 1 个小时为单位,列出了一整天 24 小时的各个时段。请将您每一次排尿、每一次更换尿垫的具体情况,记录在右边相应的格子里。

时间段	第几次排尿	排尿量(ml)	第几次更换尿垫	尿垫增重(g)
07:00~08:00				
08:00~09:00				
09:00~10:00				
10:00~11:00				
11:00~12:00				
12:00~13:00				
13:00~14:00				
14:00~15:00				
15:00~16:00				
16:00~17:00				
17:00~18:00				
18:00~19:00				
19:00~20:00				
20:00~21:00				
21:00~22:00				
22:00~23:00				
23:00~00:00				
00:00~01:00				
01:00~02:00				
02:00~03:00				
03:00~04:00				
04:00~05:00				
05:00~06:00				
06:00~07:00				
24 小时总计	排尿【　】次	尿量【　】ml	更换尿垫【　】块	总漏尿量【　】g

说明备注:

排尿日记及尿垫试验记录表(24小时记录用)

手术日期：_____　拔管日期：_____　记录日期：_____

说明：左侧从早上7点开始，以1个小时为单位，列出了一整天24小时的各个时段。请将您每一次排尿、每一次更换尿垫的具体情况，记录在右边相应的格子里。

时间段	第几次排尿	排尿量(ml)	第几次更换尿垫	尿垫增重(g)
07:00～08:00				
08:00～09:00				
09:00～10:00				
10:00～11:00				
11:00～12:00				
12:00～13:00				
13:00～14:00				
14:00～15:00				
15:00～16:00				
16:00～17:00				
17:00～18:00				
18:00～19:00				
19:00～20:00				
20:00～21:00				
21:00～22:00				
22:00～23:00				
23:00～00:00				
00:00～01:00				
01:00～02:00				
02:00～03:00				
03:00～04:00				
04:00～05:00				
05:00～06:00				
06:00～07:00				
24小时总计	排尿【　】次	尿量【　】ml	更换尿垫【　】块	总漏尿量【　】g

说明备注：

排尿日记及尿垫试验记录表(24小时记录用)

手术日期：_____　拔管日期：_____　记录日期：_____

说明：左侧从早上7点开始，以1个小时为单位，列出了一整天24小时的各个时段。请将您每一次排尿、每一次更换尿垫的具体情况，记录在右边相应的格子里。

时间段	第几次排尿	排尿量(ml)	第几次更换尿垫	尿垫增重(g)
07:00～08:00				
08:00～09:00				
09:00～10:00				
10:00～11:00				
11:00～12:00				
12:00～13:00				
13:00～14:00				
14:00～15:00				
15:00～16:00				
16:00～17:00				
17:00～18:00				
18:00～19:00				
19:00～20:00				
20:00～21:00				
21:00～22:00				
22:00～23:00				
23:00～00:00				
00:00～01:00				
01:00～02:00				
02:00～03:00				
03:00～04:00				
04:00～05:00				
05:00～06:00				
06:00～07:00				
24小时总计	排尿【　】次	尿量【　】ml	更换尿垫【　】块	总漏尿量【　】g

说明备注：

附录2　排尿日记及尿垫试验记录详表

排尿日记及尿垫试验记录表(24 小时记录用)

手术日期：_____　　拔管日期：_____　　记录日期：_____

说明：左侧从早上 7 点开始，以 1 个小时为单位，列出了一整天 24 小时的各个时段。请将您每一次排尿、每一次更换尿垫的具体情况，记录在右边相应的格子里。

时间段	第几次排尿	排尿量(ml)	第几次更换尿垫	尿垫增重(g)
07:00～08:00				
08:00～09:00				
09:00～10:00				
10:00～11:00				
11:00～12:00				
12:00～13:00				
13:00～14:00				
14:00～15:00				
15:00～16:00				
16:00～17:00				
17:00～18:00				
18:00～19:00				
19:00～20:00				
20:00～21:00				
21:00～22:00				
22:00～23:00				
23:00～00:00				
00:00～01:00				
01:00～02:00				
02:00～03:00				
03:00～04:00				
04:00～05:00				
05:00～06:00				
06:00～07:00				
24 小时总计	排尿【　】次	尿量【　】ml	更换尿垫【　】块	总漏尿量【　】g

说明备注：

排尿日记及尿垫试验记录表(24 小时记录用)

手术日期：_____　　拔管日期：_____　　记录日期：_____

说明：左侧从早上 7 点开始，以 1 个小时为单位，列出了一整天 24 小时的各个时段。请将您每一次排尿、每一次更换尿垫的具体情况，记录在右边相应的格子里。

时间段	第几次排尿	排尿量(ml)	第几次更换尿垫	尿垫增重(g)
07:00～08:00				
08:00～09:00				
09:00～10:00				
10:00～11:00				
11:00～12:00				
12:00～13:00				
13:00～14:00				
14:00～15:00				
15:00～16:00				
16:00～17:00				
17:00～18:00				
18:00～19:00				
19:00～20:00				
20:00～21:00				
21:00～22:00				
22:00～23:00				
23:00～00:00				
00:00～01:00				
01:00～02:00				
02:00～03:00				
03:00～04:00				
04:00～05:00				
05:00～06:00				
06:00～07:00				
24 小时总计	排尿【　】次	尿量【　】ml	更换尿垫【　】块	总漏尿量【　】g

说明备注：

排尿日记及尿垫试验记录表（24 小时记录用）

手术日期：_____ 拔管日期：_____ 记录日期：_____

说明：左侧从早上 7 点开始，以 1 个小时为单位，列出了一整天 24 小时的各个时段。请将您每一次排尿、每一次更换尿垫的具体情况，记录在右边相应的格子里。

时间段	第几次排尿	排尿量(ml)	第几次更换尿垫	尿垫增重(g)
07:00～08:00				
08:00～09:00				
09:00～10:00				
10:00～11:00				
11:00～12:00				
12:00～13:00				
13:00～14:00				
14:00～15:00				
15:00～16:00				
16:00～17:00				
17:00～18:00				
18:00～19:00				
19:00～20:00				
20:00～21:00				
21:00～22:00				
22:00～23:00				
23:00～00:00				
00:00～01:00				
01:00～02:00				
02:00～03:00				
03:00～04:00				
04:00～05:00				
05:00～06:00				
06:00～07:00				
24 小时总计	排尿【 】次	尿量【 】ml	更换尿垫【 】块	总漏尿量【 】g

说明备注：

排尿日记及尿垫试验记录表（24 小时记录用）

手术日期：_____ 拔管日期：_____ 记录日期：_____

说明：左侧从早上 7 点开始，以 1 个小时为单位，列出了一整天 24 小时的各个时段。请将您每一次排尿、每一次更换尿垫的具体情况，记录在右边相应的格子里。

时间段	第几次排尿	排尿量(ml)	第几次更换尿垫	尿垫增重(g)
07:00～08:00				
08:00～09:00				
09:00～10:00				
10:00～11:00				
11:00～12:00				
12:00～13:00				
13:00～14:00				
14:00～15:00				
15:00～16:00				
16:00～17:00				
17:00～18:00				
18:00～19:00				
19:00～20:00				
20:00～21:00				
21:00～22:00				
22:00～23:00				
23:00～00:00				
00:00～01:00				
01:00～02:00				
02:00～03:00				
03:00～04:00				
04:00～05:00				
05:00～06:00				
06:00～07:00				
24 小时总计	排尿【 】次	尿量【 】ml	更换尿垫【 】块	总漏尿量【 】g

说明备注：

排尿日记及尿垫试验记录表(24 小时记录用)

手术日期: _____ 拔管日期: _____ 记录日期: _____

说明:左侧从早上 7 点开始,以 1 个小时为单位,列出了一整天 24 小时的各个时段。请将您每一次排尿、每一次更换尿垫的具体情况,记录在右边相应的格子里。

时间段	第几次排尿	排尿量(ml)	第几次更换尿垫	尿垫增重(g)
07:00~08:00				
08:00~09:00				
09:00~10:00				
10:00~11:00				
11:00~12:00				
12:00~13:00				
13:00~14:00				
14:00~15:00				
15:00~16:00				
16:00~17:00				
17:00~18:00				
18:00~19:00				
19:00~20:00				
20:00~21:00				
21:00~22:00				
22:00~23:00				
23:00~00:00				
00:00~01:00				
01:00~02:00				
02:00~03:00				
03:00~04:00				
04:00~05:00				
05:00~06:00				
06:00~07:00				
24 小时总计	排尿【 】次	尿量【 】ml	更换尿垫【 】块	总漏尿量【 】g

说明备注:

排尿日记及尿垫试验记录表(24 小时记录用)

手术日期: _____ 拔管日期: _____ 记录日期: _____

说明:左侧从早上 7 点开始,以 1 个小时为单位,列出了一整天 24 小时的各个时段。请将您每一次排尿、每一次更换尿垫的具体情况,记录在右边相应的格子里。

时间段	第几次排尿	排尿量(ml)	第几次更换尿垫	尿垫增重(g)
07:00~08:00				
08:00~09:00				
09:00~10:00				
10:00~11:00				
11:00~12:00				
12:00~13:00				
13:00~14:00				
14:00~15:00				
15:00~16:00				
16:00~17:00				
17:00~18:00				
18:00~19:00				
19:00~20:00				
20:00~21:00				
21:00~22:00				
22:00~23:00				
23:00~00:00				
00:00~01:00				
01:00~02:00				
02:00~03:00				
03:00~04:00				
04:00~05:00				
05:00~06:00				
06:00~07:00				
24 小时总计	排尿【 】次	尿量【 】ml	更换尿垫【 】块	总漏尿量【 】g

说明备注:

排尿日记及尿垫试验记录表(24 小时记录用)

手术日期：_____　　拔管日期：_____　　记录日期：_____

说明：左侧从早上 7 点开始，以 1 个小时为单位，列出了一整天 24 小时的各个时段。请将您每一次排尿、每一次更换尿垫的具体情况，记录在右边相应的格子里。

时间段	第几次排尿	排尿量(ml)	第几次更换尿垫	尿垫增重(g)
07:00～08:00				
08:00～09:00				
09:00～10:00				
10:00～11:00				
11:00～12:00				
12:00～13:00				
13:00～14:00				
14:00～15:00				
15:00～16:00				
16:00～17:00				
17:00～18:00				
18:00～19:00				
19:00～20:00				
20:00～21:00				
21:00～22:00				
22:00～23:00				
23:00～00:00				
00:00～01:00				
01:00～02:00				
02:00～03:00				
03:00～04:00				
04:00～05:00				
05:00～06:00				
06:00～07:00				
24 小时总计	排尿【　】次	尿量【　】ml	更换尿垫【　】块	总漏尿量【　】g

说明备注：

排尿日记及尿垫试验记录表(24 小时记录用)

手术日期：_____　　拔管日期：_____　　记录日期：_____

说明：左侧从早上 7 点开始，以 1 个小时为单位，列出了一整天 24 小时的各个时段。请将您每一次排尿、每一次更换尿垫的具体情况，记录在右边相应的格子里。

时间段	第几次排尿	排尿量(ml)	第几次更换尿垫	尿垫增重(g)
07:00～08:00				
08:00～09:00				
09:00～10:00				
10:00～11:00				
11:00～12:00				
12:00～13:00				
13:00～14:00				
14:00～15:00				
15:00～16:00				
16:00～17:00				
17:00～18:00				
18:00～19:00				
19:00～20:00				
20:00～21:00				
21:00～22:00				
22:00～23:00				
23:00～00:00				
00:00～01:00				
01:00～02:00				
02:00～03:00				
03:00～04:00				
04:00～05:00				
05:00～06:00				
06:00～07:00				
24 小时总计	排尿【　】次	尿量【　】ml	更换尿垫【　】块	总漏尿量【　】g

说明备注：

排尿日记及尿垫试验记录表(24 小时记录用)

手术日期：_____　　拔管日期：_____　　记录日期：_____

说明：左侧从早上 7 点开始，以 1 个小时为单位，列出了一整天 24 小时的各个时段。请将您每一次排尿、每一次更换尿垫的具体情况，记录在右边相应的格子里。

时间段	第几次排尿	排尿量(ml)	第几次更换尿垫	尿垫增重(g)
07:00～08:00				
08:00～09:00				
09:00～10:00				
10:00～11:00				
11:00～12:00				
12:00～13:00				
13:00～14:00				
14:00～15:00				
15:00～16:00				
16:00～17:00				
17:00～18:00				
18:00～19:00				
19:00～20:00				
20:00～21:00				
21:00～22:00				
22:00～23:00				
23:00～00:00				
00:00～01:00				
01:00～02:00				
02:00～03:00				
03:00～04:00				
04:00～05:00				
05:00～06:00				
06:00～07:00				
24 小时总计	排尿【　】次	尿量【　】ml	更换尿垫【　】块	总漏尿量【　】g

说明备注：

排尿日记及尿垫试验记录表(24 小时记录用)

手术日期：_____　　拔管日期：_____　　记录日期：_____

说明：左侧从早上 7 点开始，以 1 个小时为单位，列出了一整天 24 小时的各个时段。请将您每一次排尿、每一次更换尿垫的具体情况，记录在右边相应的格子里。

时间段	第几次排尿	排尿量(ml)	第几次更换尿垫	尿垫增重(g)
07:00～08:00				
08:00～09:00				
09:00～10:00				
10:00～11:00				
11:00～12:00				
12:00～13:00				
13:00～14:00				
14:00～15:00				
15:00～16:00				
16:00～17:00				
17:00～18:00				
18:00～19:00				
19:00～20:00				
20:00～21:00				
21:00～22:00				
22:00～23:00				
23:00～00:00				
00:00～01:00				
01:00～02:00				
02:00～03:00				
03:00～04:00				
04:00～05:00				
05:00～06:00				
06:00～07:00				
24 小时总计	排尿【　】次	尿量【　】ml	更换尿垫【　】块	总漏尿量【　】g

说明备注：

排尿日记及尿垫试验记录表（24 小时记录用）

手术日期：_____ 拔管日期：_____ 记录日期：_____

说明：左侧从早上 7 点开始，以 1 个小时为单位，列出了一整天 24 小时的各个时段。请将您每一次排尿、每一次更换尿垫的具体情况，记录在右边相应的格子里。

时间段	第几次排尿	排尿量(ml)	第几次更换尿垫	尿垫增重(g)
07:00～08:00				
08:00～09:00				
09:00～10:00				
10:00～11:00				
11:00～12:00				
12:00～13:00				
13:00～14:00				
14:00～15:00				
15:00～16:00				
16:00～17:00				
17:00～18:00				
18:00～19:00				
19:00～20:00				
20:00～21:00				
21:00～22:00				
22:00～23:00				
23:00～00:00				
00:00～01:00				
01:00～02:00				
02:00～03:00				
03:00～04:00				
04:00～05:00				
05:00～06:00				
06:00～07:00				
24 小时总计	排尿【　】次	尿量【　】ml	更换尿垫【　】块	总漏尿量【　】g

说明备注：

排尿日记及尿垫试验记录表（24 小时记录用）

手术日期：_____ 拔管日期：_____ 记录日期：_____

说明：左侧从早上 7 点开始，以 1 个小时为单位，列出了一整天 24 小时的各个时段。请将您每一次排尿、每一次更换尿垫的具体情况，记录在右边相应的格子里。

时间段	第几次排尿	排尿量(ml)	第几次更换尿垫	尿垫增重(g)
07:00～08:00				
08:00～09:00				
09:00～10:00				
10:00～11:00				
11:00～12:00				
12:00～13:00				
13:00～14:00				
14:00～15:00				
15:00～16:00				
16:00～17:00				
17:00～18:00				
18:00～19:00				
19:00～20:00				
20:00～21:00				
21:00～22:00				
22:00～23:00				
23:00～00:00				
00:00～01:00				
01:00～02:00				
02:00～03:00				
03:00～04:00				
04:00～05:00				
05:00～06:00				
06:00～07:00				
24 小时总计	排尿【　】次	尿量【　】ml	更换尿垫【　】块	总漏尿量【　】g

说明备注：

排尿日记及尿垫试验记录表(24 小时记录用)

手术日期：_____　　拔管日期：_____　　记录日期：_____

说明：左侧从早上 7 点开始，以 1 个小时为单位，列出了一整天 24 小时的各个时段。请将您每一次排尿、每一次更换尿垫的具体情况，记录在右边相应的格子里。

时间段	第几次排尿	排尿量(ml)	第几次更换尿垫	尿垫增重(g)
07:00～08:00				
08:00～09:00				
09:00～10:00				
10:00～11:00				
11:00～12:00				
12:00～13:00				
13:00～14:00				
14:00～15:00				
15:00～16:00				
16:00～17:00				
17:00～18:00				
18:00～19:00				
19:00～20:00				
20:00～21:00				
21:00～22:00				
22:00～23:00				
23:00～00:00				
00:00～01:00				
01:00～02:00				
02:00～03:00				
03:00～04:00				
04:00～05:00				
05:00～06:00				
06:00～07:00				
24 小时总计	排尿【　】次	尿量【　】ml	更换尿垫【　】块	总漏尿量【　】g

说明备注：

排尿日记及尿垫试验记录表(24 小时记录用)

手术日期：_____　　拔管日期：_____　　记录日期：_____

说明：左侧从早上 7 点开始，以 1 个小时为单位，列出了一整天 24 小时的各个时段。请将您每一次排尿、每一次更换尿垫的具体情况，记录在右边相应的格子里。

时间段	第几次排尿	排尿量(ml)	第几次更换尿垫	尿垫增重(g)
07:00～08:00				
08:00～09:00				
09:00～10:00				
10:00～11:00				
11:00～12:00				
12:00～13:00				
13:00～14:00				
14:00～15:00				
15:00～16:00				
16:00～17:00				
17:00～18:00				
18:00～19:00				
19:00～20:00				
20:00～21:00				
21:00～22:00				
22:00～23:00				
23:00～00:00				
00:00～01:00				
01:00～02:00				
02:00～03:00				
03:00～04:00				
04:00～05:00				
05:00～06:00				
06:00～07:00				
24 小时总计	排尿【　】次	尿量【　】ml	更换尿垫【　】块	总漏尿量【　】g

说明备注：

排尿日记及尿垫试验记录表(24 小时记录用)

手术日期: _____ 拔管日期: _____ 记录日期: _____

说明: 左侧从早上 7 点开始,以 1 个小时为单位,列出了一整天 24 小时的各个时段。请将您每一次排尿、每一次更换尿垫的具体情况,记录在右边相应的格子里。

时间段	第几次排尿	排尿量(ml)	第几次更换尿垫	尿垫增重(g)
07:00～08:00				
08:00～09:00				
09:00～10:00				
10:00～11:00				
11:00～12:00				
12:00～13:00				
13:00～14:00				
14:00～15:00				
15:00～16:00				
16:00～17:00				
17:00～18:00				
18:00～19:00				
19:00～20:00				
20:00～21:00				
21:00～22:00				
22:00～23:00				
23:00～00:00				
00:00～01:00				
01:00～02:00				
02:00～03:00				
03:00～04:00				
04:00～05:00				
05:00～06:00				
06:00～07:00				
24 小时总计	排尿【 】次	尿量【 】ml	更换尿垫【 】块	总漏尿量【 】g

说明备注:

排尿日记及尿垫试验记录表(24 小时记录用)

手术日期: _____ 拔管日期: _____ 记录日期: _____

说明: 左侧从早上 7 点开始,以 1 个小时为单位,列出了一整天 24 小时的各个时段。请将您每一次排尿、每一次更换尿垫的具体情况,记录在右边相应的格子里。

时间段	第几次排尿	排尿量(ml)	第几次更换尿垫	尿垫增重(g)
07:00～08:00				
08:00～09:00				
09:00～10:00				
10:00～11:00				
11:00～12:00				
12:00～13:00				
13:00～14:00				
14:00～15:00				
15:00～16:00				
16:00～17:00				
17:00～18:00				
18:00～19:00				
19:00～20:00				
20:00～21:00				
21:00～22:00				
22:00～23:00				
23:00～00:00				
00:00～01:00				
01:00～02:00				
02:00～03:00				
03:00～04:00				
04:00～05:00				
05:00～06:00				
06:00～07:00				
24 小时总计	排尿【 】次	尿量【 】ml	更换尿垫【 】块	总漏尿量【 】g

说明备注:

附录 2 排尿日记及尿垫试验记录详表

127

排尿日记及尿垫试验记录表（24 小时记录用）

手术日期：＿＿＿＿＿＿　拔管日期：＿＿＿＿＿＿　记录日期：＿＿＿＿＿＿

说明：左侧从早上 7 点开始，以 1 个小时为单位，列出了一整天 24 小时的各个时段。请将您每一次排尿、每一次更换尿垫的具体情况，记录在右边相应的格子里。

时间段	第几次排尿	排尿量(ml)	第几次更换尿垫	尿垫增重(g)
07:00～08:00				
08:00～09:00				
09:00～10:00				
10:00～11:00				
11:00～12:00				
12:00～13:00				
13:00～14:00				
14:00～15:00				
15:00～16:00				
16:00～17:00				
17:00～18:00				
18:00～19:00				
19:00～20:00				
20:00～21:00				
21:00～22:00				
22:00～23:00				
23:00～00:00				
00:00～01:00				
01:00～02:00				
02:00～03:00				
03:00～04:00				
04:00～05:00				
05:00～06:00				
06:00～07:00				
24 小时总计	排尿【　】次	尿量【　】ml	更换尿垫【　】块	总漏尿量【　】g

说明备注：

排尿日记及尿垫试验记录表（24 小时记录用）

手术日期：＿＿＿＿＿＿　拔管日期：＿＿＿＿＿＿　记录日期：＿＿＿＿＿＿

说明：左侧从早上 7 点开始，以 1 个小时为单位，列出了一整天 24 小时的各个时段。请将您每一次排尿、每一次更换尿垫的具体情况，记录在右边相应的格子里。

时间段	第几次排尿	排尿量(ml)	第几次更换尿垫	尿垫增重(g)
07:00～08:00				
08:00～09:00				
09:00～10:00				
10:00～11:00				
11:00～12:00				
12:00～13:00				
13:00～14:00				
14:00～15:00				
15:00～16:00				
16:00～17:00				
17:00～18:00				
18:00～19:00				
19:00～20:00				
20:00～21:00				
21:00～22:00				
22:00～23:00				
23:00～00:00				
00:00～01:00				
01:00～02:00				
02:00～03:00				
03:00～04:00				
04:00～05:00				
05:00～06:00				
06:00～07:00				
24 小时总计	排尿【　】次	尿量【　】ml	更换尿垫【　】块	总漏尿量【　】g

说明备注：

排尿日记及尿垫试验记录表(24 小时记录用)

手术日期:_____ 拔管日期:_____ 记录日期:_____

说明:左侧从早上 7 点开始,以 1 个小时为单位,列出了一整天 24 小时的各个时段。请将您每一次排尿、每一次更换尿垫的具体情况,记录在右边相应的格子里。

时间段	第几次排尿	排尿量(ml)	第几次更换尿垫	尿垫增重(g)
07:00～08:00				
08:00～09:00				
09:00～10:00				
10:00～11:00				
11:00～12:00				
12:00～13:00				
13:00～14:00				
14:00～15:00				
15:00～16:00				
16:00～17:00				
17:00～18:00				
18:00～19:00				
19:00～20:00				
20:00～21:00				
21:00～22:00				
22:00～23:00				
23:00～00:00				
00:00～01:00				
01:00～02:00				
02:00～03:00				
03:00～04:00				
04:00～05:00				
05:00～06:00				
06:00～07:00				
24 小时总计	排尿【 】次	尿量【 】ml	更换尿垫【 】块	总漏尿量【 】g

说明备注:

排尿日记及尿垫试验记录表(24 小时记录用)

手术日期:_____ 拔管日期:_____ 记录日期:_____

说明:左侧从早上 7 点开始,以 1 个小时为单位,列出了一整天 24 小时的各个时段。请将您每一次排尿、每一次更换尿垫的具体情况,记录在右边相应的格子里。

时间段	第几次排尿	排尿量(ml)	第几次更换尿垫	尿垫增重(g)
07:00～08:00				
08:00～09:00				
09:00～10:00				
10:00～11:00				
11:00～12:00				
12:00～13:00				
13:00～14:00				
14:00～15:00				
15:00～16:00				
16:00～17:00				
17:00～18:00				
18:00～19:00				
19:00～20:00				
20:00～21:00				
21:00～22:00				
22:00～23:00				
23:00～00:00				
00:00～01:00				
01:00～02:00				
02:00～03:00				
03:00～04:00				
04:00～05:00				
05:00～06:00				
06:00～07:00				
24 小时总计	排尿【 】次	尿量【 】ml	更换尿垫【 】块	总漏尿量【 】g

说明备注:

附录 2 排尿日记及尿垫试验记录详表

排尿日记及尿垫试验记录简表(5 天记录用)													手术日期: ＿＿＿＿＿ 拔管日期: ＿＿＿＿＿

记录日期:	每次排尿时间:	①	②	③	④	⑤	⑥	⑦	⑧	⑨	⑩	⑪	⑫	备注:
排尿总量: ＿＿ml 漏尿总量: ＿＿g	排尿量(ml):													
	更换尿垫时间:	01	02	03	04	05	06	07	08	09	10	11	12	
	尿垫增重(g):													
记录日期:	每次排尿时间:	①	②	③	④	⑤	⑥	⑦	⑧	⑨	⑩	⑪	⑫	备注:
排尿总量: ＿＿ml 漏尿总量: ＿＿g	排尿量(ml):													
	更换尿垫时间:	01	02	03	04	05	06	07	08	09	10	11	12	
	尿垫增重(g):													
记录日期:	每次排尿时间:	①	②	③	④	⑤	⑥	⑦	⑧	⑨	⑩	⑪	⑫	备注:
排尿总量: ＿＿ml 漏尿总量: ＿＿g	排尿量(ml):													
	更换尿垫时间:	01	02	03	04	05	06	07	08	09	10	11	12	
	尿垫增重(g):													
记录日期:	每次排尿时间:	①	②	③	④	⑤	⑥	⑦	⑧	⑨	⑩	⑪	⑫	备注:
排尿总量: ＿＿ml 漏尿总量: ＿＿g	排尿量(ml):													
	更换尿垫时间:	01	02	03	04	05	06	07	08	09	10	11	12	
	尿垫增重(g):													
记录日期:	每次排尿时间:	①	②	③	④	⑤	⑥	⑦	⑧	⑨	⑩	⑪	⑫	备注:
排尿总量: ＿＿ml 漏尿总量: ＿＿g	排尿量(ml):													
	更换尿垫时间:	01	02	03	04	05	06	07	08	09	10	11	12	
	尿垫增重(g):													

手术日期：_____
拔管日期：_____

记录日期：	每次排尿时间：	①	②	③	④	⑤	⑥	⑦	⑧	⑨	⑩	⑪	⑫	备注：
排尿总量：___ml	排尿量(ml)：													
漏尿总量：___g	更换尿垫时间：	01	02	03	04	05	06	07	08	09	10	11	12	
	尿垫增重(g)：													
记录日期：	每次排尿时间：	①	②	③	④	⑤	⑥	⑦	⑧	⑨	⑩	⑪	⑫	备注：
排尿总量：___ml	排尿量(ml)：													
漏尿总量：___g	更换尿垫时间：	01	02	03	04	05	06	07	08	09	10	11	12	
	尿垫增重(g)：													
记录日期：	每次排尿时间：	①	②	③	④	⑤	⑥	⑦	⑧	⑨	⑩	⑪	⑫	备注：
排尿总量：___ml	排尿量(ml)：													
漏尿总量：___g	更换尿垫时间：	01	02	03	04	05	06	07	08	09	10	11	12	
	尿垫增重(g)：													
记录日期：	每次排尿时间：	①	②	③	④	⑤	⑥	⑦	⑧	⑨	⑩	⑪	⑫	备注：
排尿总量：___ml	排尿量(ml)：													
漏尿总量：___g	更换尿垫时间：	01	02	03	04	05	06	07	08	09	10	11	12	
	尿垫增重(g)：													
记录日期：	每次排尿时间：	①	②	③	④	⑤	⑥	⑦	⑧	⑨	⑩	⑪	⑫	备注：
排尿总量：___ml	排尿量(ml)：													
漏尿总量：___g	更换尿垫时间：	01	02	03	04	05	06	07	08	09	10	11	12	
	尿垫增重(g)：													

前列腺癌全程管理标准数据集(2022版)

排尿日记及尿垫试验记录简表(5天记录用)

手术日期：＿＿＿＿＿＿
拔管日期：＿＿＿＿＿＿

记录日期：	每次排尿时间：	①	②	③	④	⑤	⑥	⑦	⑧	⑨	⑩	⑪	⑫	备注：
排尿总量：＿＿ml	排尿量(ml)：													
漏尿总量：＿＿g	更换尿垫时间：	01	02	03	04	05	06	07	08	09	10	11	12	
	尿垫增重(g)：													
记录日期：	每次排尿时间：	①	②	③	④	⑤	⑥	⑦	⑧	⑨	⑩	⑪	⑫	备注：
排尿总量：＿＿ml	排尿量(ml)：													
漏尿总量：＿＿g	更换尿垫时间：	01	02	03	04	05	06	07	08	09	10	11	12	
	尿垫增重(g)：													
记录日期：	每次排尿时间：	①	②	③	④	⑤	⑥	⑦	⑧	⑨	⑩	⑪	⑫	备注：
排尿总量：＿＿ml	排尿量(ml)：													
漏尿总量：＿＿g	更换尿垫时间：	01	02	03	04	05	06	07	08	09	10	11	12	
	尿垫增重(g)：													
记录日期：	每次排尿时间：	①	②	③	④	⑤	⑥	⑦	⑧	⑨	⑩	⑪	⑫	备注：
排尿总量：＿＿ml	排尿量(ml)：													
漏尿总量：＿＿g	更换尿垫时间：	01	02	03	04	05	06	07	08	09	10	11	12	
	尿垫增重(g)：													
记录日期：	每次排尿时间：	①	②	③	④	⑤	⑥	⑦	⑧	⑨	⑩	⑪	⑫	备注：
排尿总量：＿＿ml	排尿量(ml)：													
漏尿总量：＿＿g	更换尿垫时间：	01	02	03	04	05	06	07	08	09	10	11	12	
	尿垫增重(g)：													

排尿日记及尿垫试验记录简表(5 天记录用)

手术日期：_____
拔管日期：_____

记录日期：	每次排尿时间：	①	②	③	④	⑤	⑥	⑦	⑧	⑨	⑩	⑪	⑫	备注：
排尿总量：___ml	排尿量(ml)：													
漏尿总量：___g	更换尿垫时间：	01	02	03	04	05	06	07	08	09	10	11	12	
	尿垫增重(g)：													
记录日期：	每次排尿时间：	①	②	③	④	⑤	⑥	⑦	⑧	⑨	⑩	⑪	⑫	备注：
排尿总量：___ml	排尿量(ml)：													
漏尿总量：___g	更换尿垫时间：	01	02	03	04	05	06	07	08	09	10	11	12	
	尿垫增重(g)：													
记录日期：	每次排尿时间：	①	②	③	④	⑤	⑥	⑦	⑧	⑨	⑩	⑪	⑫	备注：
排尿总量：___ml	排尿量(ml)：													
漏尿总量：___g	更换尿垫时间：	01	02	03	04	05	06	07	08	09	10	11	12	
	尿垫增重(g)：													
记录日期：	每次排尿时间：	①	②	③	④	⑤	⑥	⑦	⑧	⑨	⑩	⑪	⑫	备注：
排尿总量：___ml	排尿量(ml)：													
漏尿总量：___g	更换尿垫时间：	01	02	03	04	05	06	07	08	09	10	11	12	
	尿垫增重(g)：													
记录日期：	每次排尿时间：	①	②	③	④	⑤	⑥	⑦	⑧	⑨	⑩	⑪	⑫	备注：
排尿总量：___ml	排尿量(ml)：													
漏尿总量：___g	更换尿垫时间：	01	02	03	04	05	06	07	08	09	10	11	12	
	尿垫增重(g)：													

排尿日记及尿垫试验记录简表(5 天记录用)

手术日期：＿＿＿＿＿＿＿
拔管日期：＿＿＿＿＿＿＿

记录日期：	每次排尿时间：	①	②	③	④	⑤	⑥	⑦	⑧	⑨	⑩	⑪	⑫	备注：
排尿总量：＿＿ml 漏尿总量：＿＿g	排尿量(ml)：													
	更换尿垫时间：	01	02	03	04	05	06	07	08	09	10	11	12	
	尿垫增重(g)：													
记录日期：	每次排尿时间：	①	②	③	④	⑤	⑥	⑦	⑧	⑨	⑩	⑪	⑫	备注：
排尿总量：＿＿ml 漏尿总量：＿＿g	排尿量(ml)：													
	更换尿垫时间：	01	02	03	04	05	06	07	08	09	10	11	12	
	尿垫增重(g)：													
记录日期：	每次排尿时间：	①	②	③	④	⑤	⑥	⑦	⑧	⑨	⑩	⑪	⑫	备注：
排尿总量：＿＿ml 漏尿总量：＿＿g	排尿量(ml)：													
	更换尿垫时间：	01	02	03	04	05	06	07	08	09	10	11	12	
	尿垫增重(g)：													
记录日期：	每次排尿时间：	①	②	③	④	⑤	⑥	⑦	⑧	⑨	⑩	⑪	⑫	备注：
排尿总量：＿＿ml 漏尿总量：＿＿g	排尿量(ml)：													
	更换尿垫时间：	01	02	03	04	05	06	07	08	09	10	11	12	
	尿垫增重(g)：													
记录日期：	每次排尿时间：	①	②	③	④	⑤	⑥	⑦	⑧	⑨	⑩	⑪	⑫	备注：
排尿总量：＿＿ml 漏尿总量：＿＿g	排尿量(ml)：													
	更换尿垫时间：	01	02	03	04	05	06	07	08	09	10	11	12	
	尿垫增重(g)：													

排尿日记及尿垫试验记录简表(5天记录用)

手术日期：_____
拔管日期：_____

记录日期： 排尿总量： ____ ml 漏尿总量： ____ g	每次排尿时间：	①	②	③	④	⑤	⑥	⑦	⑧	⑨	⑩	⑪	⑫	备注：
	排尿量(ml)：													
	更换尿垫时间：	01	02	03	04	05	06	07	08	09	10	11	12	
	尿垫增重(g)：													
记录日期： 排尿总量： ____ ml 漏尿总量： ____ g	每次排尿时间：	①	②	③	④	⑤	⑥	⑦	⑧	⑨	⑩	⑪	⑫	备注：
	排尿量(ml)：													
	更换尿垫时间：	01	02	03	04	05	06	07	08	09	10	11	12	
	尿垫增重(g)：													
记录日期： 排尿总量： ____ ml 漏尿总量： ____ g	每次排尿时间：	①	②	③	④	⑤	⑥	⑦	⑧	⑨	⑩	⑪	⑫	备注：
	排尿量(ml)：													
	更换尿垫时间：	01	02	03	04	05	06	07	08	09	10	11	12	
	尿垫增重(g)：													
记录日期： 排尿总量： ____ ml 漏尿总量： ____ g	每次排尿时间：	①	②	③	④	⑤	⑥	⑦	⑧	⑨	⑩	⑪	⑫	备注：
	排尿量(ml)：													
	更换尿垫时间：	01	02	03	04	05	06	07	08	09	10	11	12	
	尿垫增重(g)：													
记录日期： 排尿总量： ____ ml 漏尿总量： ____ g	每次排尿时间：	①	②	③	④	⑤	⑥	⑦	⑧	⑨	⑩	⑪	⑫	备注：
	排尿量(ml)：													
	更换尿垫时间：	01	02	03	04	05	06	07	08	09	10	11	12	
	尿垫增重(g)：													

排尿日记及尿垫试验记录简表(5天记录用)

手术日期：_____
拔管日期：_____

记录日期：	每次排尿时间：	①	②	③	④	⑤	⑥	⑦	⑧	⑨	⑩	⑪	⑫	备注：
排尿总量：____ml 漏尿总量：____g	排尿量(ml)：													
	更换尿垫时间：	01	02	03	04	05	06	07	08	09	10	11	12	
	尿垫增重(g)：													
记录日期：	每次排尿时间：	①	②	③	④	⑤	⑥	⑦	⑧	⑨	⑩	⑪	⑫	备注：
排尿总量：____ml 漏尿总量：____g	排尿量(ml)：													
	更换尿垫时间：	01	02	03	04	05	06	07	08	09	10	11	12	
	尿垫增重(g)：													
记录日期：	每次排尿时间：	①	②	③	④	⑤	⑥	⑦	⑧	⑨	⑩	⑪	⑫	备注：
排尿总量：____ml 漏尿总量：____g	排尿量(ml)：													
	更换尿垫时间：	01	02	03	04	05	06	07	08	09	10	11	12	
	尿垫增重(g)：													
记录日期：	每次排尿时间：	①	②	③	④	⑤	⑥	⑦	⑧	⑨	⑩	⑪	⑫	备注：
排尿总量：____ml 漏尿总量：____g	排尿量(ml)：													
	更换尿垫时间：	01	02	03	04	05	06	07	08	09	10	11	12	
	尿垫增重(g)：													
记录日期：	每次排尿时间：	①	②	③	④	⑤	⑥	⑦	⑧	⑨	⑩	⑪	⑫	备注：
排尿总量：____ml 漏尿总量：____g	排尿量(ml)：													
	更换尿垫时间：	01	02	03	04	05	06	07	08	09	10	11	12	
	尿垫增重(g)：													

手术日期：＿＿＿＿＿＿＿＿

拔管日期：＿＿＿＿＿＿＿＿

记录日期：	每次排尿时间：	①	②	③	④	⑤	⑥	⑦	⑧	⑨	⑩	⑪	⑫	备注：
排尿总量：＿＿＿ml	排尿量（ml）：													
漏尿总量：＿＿＿g	更换尿垫时间：	01	02	03	04	05	06	07	08	09	10	11	12	
	尿垫增重（g）：													
记录日期：	每次排尿时间：	①	②	③	④	⑤	⑥	⑦	⑧	⑨	⑩	⑪	⑫	备注：
排尿总量：＿＿＿ml	排尿量（ml）：													
漏尿总量：＿＿＿g	更换尿垫时间：	01	02	03	04	05	06	07	08	09	10	11	12	
	尿垫增重（g）：													
记录日期：	每次排尿时间：	①	②	③	④	⑤	⑥	⑦	⑧	⑨	⑩	⑪	⑫	备注：
排尿总量：＿＿＿ml	排尿量（ml）：													
漏尿总量：＿＿＿g	更换尿垫时间：	01	02	03	04	05	06	07	08	09	10	11	12	
	尿垫增重（g）：													
记录日期：	每次排尿时间：	①	②	③	④	⑤	⑥	⑦	⑧	⑨	⑩	⑪	⑫	备注：
排尿总量：＿＿＿ml	排尿量（ml）：													
漏尿总量：＿＿＿g	更换尿垫时间：	01	02	03	04	05	06	07	08	09	10	11	12	
	尿垫增重（g）：													
记录日期：	每次排尿时间：	①	②	③	④	⑤	⑥	⑦	⑧	⑨	⑩	⑪	⑫	备注：
排尿总量：＿＿＿ml	排尿量（ml）：													
漏尿总量：＿＿＿g	更换尿垫时间：	01	02	03	04	05	06	07	08	09	10	11	12	
	尿垫增重（g）：													

排尿日记及尿垫试验记录简表(5天记录用)

记录日期：	每次排尿时间：	①	②	③	④	⑤	⑥	⑦	⑧	⑨	⑩	⑪	⑫	备注：
排尿总量：＿＿ml	排尿量(ml)：													
漏尿总量：＿＿g	更换尿垫时间：	01	02	03	04	05	06	07	08	09	10	11	12	
	尿垫增重(g)：													
记录日期：	每次排尿时间：	①	②	③	④	⑤	⑥	⑦	⑧	⑨	⑩	⑪	⑫	备注：
排尿总量：＿＿ml	排尿量(ml)：													
漏尿总量：＿＿g	更换尿垫时间：	01	02	03	04	05	06	07	08	09	10	11	12	
	尿垫增重(g)：													
记录日期：	每次排尿时间：	①	②	③	④	⑤	⑥	⑦	⑧	⑨	⑩	⑪	⑫	备注：
排尿总量：＿＿ml	排尿量(ml)：													
漏尿总量：＿＿g	更换尿垫时间：	01	02	03	04	05	06	07	08	09	10	11	12	
	尿垫增重(g)：													
记录日期：	每次排尿时间：	①	②	③	④	⑤	⑥	⑦	⑧	⑨	⑩	⑪	⑫	备注：
排尿总量：＿＿ml	排尿量(ml)：													
漏尿总量：＿＿g	更换尿垫时间：	01	02	03	04	05	06	07	08	09	10	11	12	
	尿垫增重(g)：													
记录日期：	每次排尿时间：	①	②	③	④	⑤	⑥	⑦	⑧	⑨	⑩	⑪	⑫	备注：
排尿总量：＿＿ml	排尿量(ml)：													
漏尿总量：＿＿g	更换尿垫时间：	01	02	03	04	05	06	07	08	09	10	11	12	
	尿垫增重(g)：													

手术日期：＿＿＿＿＿＿＿＿

拔管日期：＿＿＿＿＿＿＿＿

记录日期：	每次排尿时间：	①	②	③	④	⑤	⑥	⑦	⑧	⑨	⑩	⑪	⑫	备注：
排尿总量：＿＿ml 漏尿总量：＿＿g	排尿量(ml)：													
	更换尿垫时间：	01	02	03	04	05	06	07	08	09	10	11	12	
	尿垫增重(g)：													
记录日期：	每次排尿时间：	①	②	③	④	⑤	⑥	⑦	⑧	⑨	⑩	⑪	⑫	备注：
排尿总量：＿＿ml 漏尿总量：＿＿g	排尿量(ml)：													
	更换尿垫时间：	01	02	03	04	05	06	07	08	09	10	11	12	
	尿垫增重(g)：													
记录日期：	每次排尿时间：	①	②	③	④	⑤	⑥	⑦	⑧	⑨	⑩	⑪	⑫	备注：
排尿总量：＿＿ml 漏尿总量：＿＿g	排尿量(ml)：													
	更换尿垫时间：	01	02	03	04	05	06	07	08	09	10	11	12	
	尿垫增重(g)：													
记录日期：	每次排尿时间：	①	②	③	④	⑤	⑥	⑦	⑧	⑨	⑩	⑪	⑫	备注：
排尿总量：＿＿ml 漏尿总量：＿＿g	排尿量(ml)：													
	更换尿垫时间：	01	02	03	04	05	06	07	08	09	10	11	12	
	尿垫增重(g)：													
记录日期：	每次排尿时间：	①	②	③	④	⑤	⑥	⑦	⑧	⑨	⑩	⑪	⑫	备注：
排尿总量：＿＿ml 漏尿总量：＿＿g	排尿量(ml)：													
	更换尿垫时间：	01	02	03	04	05	06	07	08	09	10	11	12	
	尿垫增重(g)：													

排尿日记及尿垫试验记录简表(5 天记录用)

手术日期：_____
拔管日期：_____

记录日期：	每次排尿时间：	①	②	③	④	⑤	⑥	⑦	⑧	⑨	⑩	⑪	⑫	备注：
排尿总量：___ml 漏尿总量：___g	排尿量(ml)：													
	更换尿垫时间：	01	02	03	04	05	06	07	08	09	10	11	12	
	尿垫增重(g)：													
记录日期：	每次排尿时间：	①	②	③	④	⑤	⑥	⑦	⑧	⑨	⑩	⑪	⑫	备注：
排尿总量：___ml 漏尿总量：___g	排尿量(ml)：													
	更换尿垫时间：	01	02	03	04	05	06	07	08	09	10	11	12	
	尿垫增重(g)：													
记录日期：	每次排尿时间：	①	②	③	④	⑤	⑥	⑦	⑧	⑨	⑩	⑪	⑫	备注：
排尿总量：___ml 漏尿总量：___g	排尿量(ml)：													
	更换尿垫时间：	01	02	03	04	05	06	07	08	09	10	11	12	
	尿垫增重(g)：													
记录日期：	每次排尿时间：	①	②	③	④	⑤	⑥	⑦	⑧	⑨	⑩	⑪	⑫	备注：
排尿总量：___ml 漏尿总量：___g	排尿量(ml)：													
	更换尿垫时间：	01	02	03	04	05	06	07	08	09	10	11	12	
	尿垫增重(g)：													
记录日期：	每次排尿时间：	①	②	③	④	⑤	⑥	⑦	⑧	⑨	⑩	⑪	⑫	备注：
排尿总量：___ml 漏尿总量：___g	排尿量(ml)：													
	更换尿垫时间：	01	02	03	04	05	06	07	08	09	10	11	12	
	尿垫增重(g)：													

排尿日记及尿垫试验记录简表（5天记录用）

手术日期：_____
拔管日期：_____

记录日期：	每次排尿时间：	①	②	③	④	⑤	⑥	⑦	⑧	⑨	⑩	⑪	⑫	备注：
排尿总量：___ml 漏尿总量：___g	排尿量(ml)：													
	更换尿垫时间：	01	02	03	04	05	06	07	08	09	10	11	12	
	尿垫增重(g)：													
记录日期：	每次排尿时间：	①	②	③	④	⑤	⑥	⑦	⑧	⑨	⑩	⑪	⑫	备注：
排尿总量：___ml 漏尿总量：___g	排尿量(ml)：													
	更换尿垫时间：	01	02	03	04	05	06	07	08	09	10	11	12	
	尿垫增重(g)：													
记录日期：	每次排尿时间：	①	②	③	④	⑤	⑥	⑦	⑧	⑨	⑩	⑪	⑫	备注：
排尿总量：___ml 漏尿总量：___g	排尿量(ml)：													
	更换尿垫时间：	01	02	03	04	05	06	07	08	09	10	11	12	
	尿垫增重(g)：													
记录日期：	每次排尿时间：	①	②	③	④	⑤	⑥	⑦	⑧	⑨	⑩	⑪	⑫	备注：
排尿总量：___ml 漏尿总量：___g	排尿量(ml)：													
	更换尿垫时间：	01	02	03	04	05	06	07	08	09	10	11	12	
	尿垫增重(g)：													
记录日期：	每次排尿时间：	①	②	③	④	⑤	⑥	⑦	⑧	⑨	⑩	⑪	⑫	备注：
排尿总量：___ml 漏尿总量：___g	排尿量(ml)：													
	更换尿垫时间：	01	02	03	04	05	06	07	08	09	10	11	12	
	尿垫增重(g)：													

参 考 文 献

［1］高旭,孙颖浩,王燕,等.前列腺癌患者临床信息管理及随访系统(简称：PC‐FOLLOW)V 4.0：软著登字第 2359181 号[P].2018.

［2］高旭,王海峰,王燕,等.基于浏览器/服务器架构的前列腺癌数据库的构建和临床应用[J].中华泌尿外科杂志,2015,36(9)：694‐698.

［3］黄健.中国泌尿外科和男科疾病诊断治疗指南(2019 版)[M].北京：科学出版社,2020：891.

［4］Mottet N, Van Den Bergh R, Briers E, et al. EAU‐EANM‐ESTRO‐ESUR‐SIOG Guidelines on Prostate Cancer‐2020 Update. Part 1：Screening, Diagnosis, and Local Treatment with Curative Intent [J]. Eur Urol, 2021,79(2)：243‐262.

［5］Cornford P, Van Den Bergh R, Briers E, et al. EAU‐EANM‐ESTRO‐ESUR‐SIOG Guidelines on Prostate Cancer. Part II‐2020 Update：Treatment of Relapsing and Metastatic Prostate Cancer [J]. Eur Urol, 2021, 79(2)：263‐282.

［6］Schaeffer E, Srinivas S, Antonarakis E S, et al. NCCN Guidelines Insights：Prostate Cancer, Version 1. 2021 [J]. J Natl Compr Canc Netw, 2021,19(2)：134‐143.

［7］清华大学,等.信息安全技术　健康医疗数据安全指南：GB/T 39725‐2020[S].国家市场监督管理总局(国家标准化管理委员会),2020.

［8］教育部语言文字应用研究所.中国人名汉语拼音字母拼写规则：GB/T 28039‐2011[S].中华人民共和国教育部(语言),2011.

［9］中国社科院民族研究所.中国各民族名称的罗马字母拼写法和代码：GB/T 3304‐1991[S].国家市场监督管理总局(国家标准化管理委员会),1991.

［10］北京大学人民医院,等.电子病历共享文档规范　第 32 部分：住院病案首页：WS/T 500.32‐2016[S].中华人民共和国国家卫生和计划生育委员会,2016.

［11］卫生部统计信息中心,等.卫生信息数据元目录　第 3 部分：人口学及社会经济学特征：WS 363.3‐2011[S].中华人民共和国卫生部,2011.

［12］Mohler J L, Antonarakis E S, Armstrong A J, et al. Prostate Cancer, Version 2. 2019, NCCN Clinical Practice Guidelines in Oncology [J]. J Natl Compr Canc Netw, 2019,17(5)：479‐505.

［13］卫生部统计信息中心,等.卫生信息数据元目录　第 1 部分：总则：WS 363.1‐2011[S].中华人民共和国卫生部,2011.

［14］卫生部统计信息中心,等.卫生信息数据元目录　第 2 部分：标识：WS 363.2‐2011[S].中华人民共和国卫生部,2011.

［15］董景五.疾病和有关健康问题的国际统计分类(ICD‐10)[M].10 版.北京：人民卫生出版社,2008.

［16］中国人民解放军总医院,等.卫生信息数据元目录　第 10 部分：医学诊断：WS 363.10‐2011[S].中华人民共和国卫生部,2011.

[17] 浙江省卫生信息中心,等.电子病历共享文档规范第9部分：一般手术记录：WS/T 500. 9－2016[S]. 中华人民共和国国家卫生和计划生育委员会,2016.

[18] 华中科技大学同济医学院附属同济医院,等.电子病历共享文档规范第8部分：治疗记录：WS/T 500. 8－2016[S]. 中华人民共和国国家卫生和计划生育委员会,2016.

[19] Amin M B, Greene F L, Edge S B, et al. The Eighth Edition AJCC Cancer Staging Manual：Continuing to build a bridge from a population-based to a more "personalized" approach to cancer staging [J]. CA Cancer J Clin, 2017,67(2)：93－99.

[20] Partin A W, Dmochowski r R, Kavoussi L R, et al. Campbell-Walsh-Wein Urology [M]. 12th ed. Philadelphia, PA, USA：Elsevier, 2020.

[21] 孙颖浩.吴阶平泌尿外科学[M].北京：人民卫生出版社,2019.

[22] 中华医学会泌尿外科学分会,中国抗癌协会泌尿男生殖系肿瘤专业委员会,中国医师协会泌尿外科医师分会.前列腺癌睾酮管理中国专家共识(2021版)[J].中华泌尿外科杂志,2021,42(04)：241－245.

[23] 浙江数字医疗卫生技术研究院,等.电子病历共享文档规范第7部分：检验报告：WS/T 500. 7－2016[S]. 中华人民共和国国家卫生和计划生育委员会,2016.

[24] 华中科技大学同济医学院,等.常用血清肿瘤标志物检测的临床应用和质量管理：WS/T 459－2018[S]. 中华人民共和国国家卫生健康委员会,2018.

[25] 中国人民解放军总医院,等.卫生信息数据元目录　第9部分：实验室检查：WS 363. 9－2011[S]. 中华人民共和国卫生部,2011.

[26] 华中科技大学同济医学院,等.电子病历共享文档规范第52部分：住院医嘱：WS/T 500. 52－2016[S]. 中华人民共和国国家卫生和计划生育委员会,2016.

[27] 浙江数字医疗卫生技术研究院,等.电子病历共享文档规范第6部分：检查报告：WS/T 500. 6－2016[S]. 中华人民共和国国家卫生和计划生育委员会,2016.

[28] 河北省卫生厅科教处,等.医学影像学诊疗技术标准　第1部分　X线照片阅片原则与诊断报告书写指南：DB13/T 1283. 1－2010[S]. 河北省质量技术监督局,2010.

[29] 河北省卫生厅科教处,等.医学影像学诊疗技术标准　第2部分　CT图像阅片原则与诊断报告书写指南：DB13/T 1283. 2－2010[S]. 河北省质量技术监督局,2010.

[30] 河北省卫生厅科教处,等.医学影像学诊疗技术标准　第3部分　MRI图像阅读原则与诊断报告书写指南：DB13/T 1283. 3－2010[S]. 河北省质量技术监督局,2010.

[31] 施振凯,王海峰,王燕,等.SUTURE技术在机器人根治性前列腺切除术中的应用[J].中华泌尿外科杂志,2018,39(1)：10－13.

[32] Jia Z, Chang Y, Wang Y, et al. Sustainable functional urethral reconstruction：Maximizing early continence recovery in robotic-assisted radical prostatectomy [J]. Asian J Urol, 2021,8(1)：126－133.

[33] 国家医保局,人力资源社会保障部.国家基本医疗保险、工伤保险和生育保险药品目录(2021年)[M]. 2021.

[34] WHO-Collaborating-Centre-For-Drug-Statistics-Methodology. Guidelines for ATC classification and DDD assignment 2022 [M]. 25 ed. Oslo,

Norway，2021.

[35] 第四军医大学卫生信息研究所，等. 电子病历共享文档规范第 4 部分：西药处方：WS/T 500. 4 - 2016[S]. 中华人民共和国国家卫生和计划生育委员会，2016.

[36] 中国人民解放军总医院，等. 卫生信息数据元目录　第 16 部分：药品、设备与材料：WS 363. 16 - 2011[S]. 中华人民共和国卫生部，2011.

[37] Partin A W，Kattan M W，Subong E N，et al. Combination of prostate-specific antigen，clinical stage，and Gleason score to predict pathological stage of localized prostate cancer. A multi-institutional update [J]. Jama-Journal of The American Medical Association，1997，277(18)：1445 - 1451.

[38] Partin A W，Mangold L A，Lamm d M，et al. Contemporary update of prostate cancer staging nomograms（Partin Tables）for the new millennium [J]. Urology，2001，58(6)：843 - 848.

[39] Gao X，Ren S，Lu X，et al. The newer the better? Comparison of the 1997 and 2001 partin tables for pathologic stage prediction of prostate cancer in China [J]. Urology，2008，72(5)：1096 - 1101.

[40] Briganti A，Chun F K，Salonia A，et al. Validation of a nomogram predicting the probability of lymph node invasion among patients undergoing radical prostatectomy and an extended pelvic lymphadenectomy [J]. Eur Urol，2006，49(6)：1019 - 1026；discussion 1026 - 1027.

[41] Gandaglia G，Ploussard G，Valerio M，et al. A Novel Nomogram to Identify Candidates for Extended Pelvic Lymph Node Dissection Among Patients with Clinically Localized Prostate Cancer Diagnosed with Magnetic Resonance Imaging-targeted and Systematic Biopsies [J]. Eur Urol，2019，75(3)：506 - 514.

[42] Briganti A，Larcher A，Abdollah F，et al. Updated nomogram predicting lymph node invasion in patients with prostate cancer undergoing extended pelvic lymph node dissection：the essential importance of percentage of positive cores [J]. Eur Urol，2012，61(3)：480 - 487.

[43] 孙颖浩，高旭. 前列腺疾病 100 问[M]. 4 版. 上海：第二军医大学出版社，2014：260.

[44] Rosen R C，Cappelleri J C，Smith m D，et al. Development and evaluation of an abridged，5-item version of the International Index of Erectile Function（IIEF - 5）as a diagnostic tool for erectile dysfunction [J]. Int J Impot Res，1999，11(6)：319 - 326.

[45] Szymanski K M，Wei J T，Dunn R L，et al. Development and validation of an abbreviated version of the expanded prostate cancer index composite instrument for measuring health-related quality of life among prostate cancer survivors [J]. Urology，2010，76(5)：1245 - 1250.

[46] Chang P，Szymanski K M，Dunn R L，et al. Expanded prostate cancer index composite for clinical practice：development and validation of a practical health related quality of life instrument for use in the routine clinical care of patients with prostate cancer [J]. J Urol，2011，186(3)：865 - 872.

[47] Esper P，Mo F，Chodak G，et al. Measuring quality of life in men with prostate cancer using the functional assessment of cancer therapy-prostate instrument [J]. Urology，1997，50(6)：920 - 928.

[48] Eisenhauer E A，Therasse P，Bogaerts J，et al. New response evaluation criteria in solid tumours：revised RECIST guideline（version 1. 1）[J]. Eur J Cancer，2009，45(2)：228 - 247.